W0058415

Laktose-Intoleranz

SARAH SCHOCKE

Vita

SARAH SCHOCKE studierte Ökotrophologie an der Universität Gießen sowie International Food Business and Consumer Studies an der Hochschule Fulda und der Universität Kassel. Zwei Jahre arbeitete sie als Redakteurin beim Gräfe und Unzer Verlag und betreute dort das Themengebiet »Gesunde Ernährung«. Die passionierte Köchin arbeitet als Food-Journalistin in Frankfurt mit den Schwerpunkten gesunde Ernährung und Genussküche. Als selbst Betroffene kann sie die Sorgen von Menschen mit Laktoseintoleranz gut nachvollziehen.

Wichtiger Hinweis

Alle Ratschläge, Methoden und Anwendungen in diesem Buch wurden von der Autorin sorgfältig recherchiert und mit größtmöglicher Sorgfalt geprüft. Sie bieten jedoch keinen Ersatz für persönlichen, kompetenten medizinischen Rat. Nur Sie selbst können entscheiden, ob und inwieweit Sie die Vorschläge umsetzen können und möchten. Lassen Sie sich in allen Zweifelsfällen durch einen Arzt oder Therapeuten beraten. Weder Autoren noch Verlag können für eventuelle Nachteile oder Schäden, die aus den im Buch gegebenen praktischen Hinweisen resultieren, eine Haftung übernehmen.

Inhalt

Ein Wort zuvor

LAKTOSE – rund die Hälfte der Weltbevölkerung verträgt Milchzucker nicht, der in der Milch fast aller Säugetiere enthalten ist. Es handelt sich dabei nicht um eine Krankheit, wie Sie gleich zu Beginn des Buches lesen werden. Beschwerden können Sie gezielt vermeiden.

DIE DIAGNOSE erstellt der Arzt aufgrund der geschilderten Beschwerden und eines Tests. Steht fest, dass bei Ihnen eine Laktoseintoleranz vorliegt, sollten Sie sich neu orientieren. Das heißt aber nicht, dass Sie Ihr ganzes Leben auf den Kopf stellen müssen! Die Auswahl an Nahrungsmitteln, die von Natur aus keine Laktose enthalten, ist groß. Zudem vertragen die meisten Betroffenen dennoch kleine Mengen an Laktose, und viele Produkte gibt es mittlerweile auch in einer laktosefreien Variante.

DIESER KOMPASS HILFT IHNEN DABEI, in absehbarer Zeit beschwerdefrei zu werden und Ihre Mahlzeiten trotz der Laktoseintoleranz zu genießen. Sie bekommen auch hilfreiche Tipps für besondere Situationen wie Reisen oder Einladungen. Mithilfe des Drei-Phasen-Modells können Sie gezielt die Laktosemenge ermitteln, die Sie vertragen. Zunächst darf sich Ihr Darm erholen – mit laktosefreien Lebensmitteln und den leckeren Rezepten ab Seite 76. Anschließend variieren Sie die Zutaten vorsichtig und finden so heraus, was und wie viel an Laktosehaltigem Sie vertragen. Dann ist die dauerhafte Umstellung auch schon geschafft! In den Tabellen ab Seite 33 sind gängige Speisen aufgelistet, um Ihnen den guten Start und Essen mit Genuss zu erleichtern.

Ich wünsche Ihnen viel Freude beim Ausprobieren und Erfolg beim Umsetzen Ihrer neuen Ernährungsweise!

Sarah Schocke

Was ist Laktoseintoleranz?

Sie haben oft einen geblähten Bauch, spüren ein unangenehmes Drücken, Ziehen und Bauchgrummeln, leiden vielleicht sogar regelmäßig unter Bauchkrämpfen oder Durchfall? Sie vermuten es schon länger, und ein Besuch beim Arzt erbringt schließlich die Diagnose: Laktoseintoleranz. Sie vertragen Laktose (Milchzucker) nicht oder nur in geringen Mengen. Doch wodurch entstehen Ihre Beschwerden nach dem Genuss von Milchprodukten? Was bedeutet »Laktoseintoleranz« eigentlich?

Laktose und das Enzym Laktase

Laktose besteht aus zwei Bausteinen: Glukose (Traubenzucker) und Galaktose (Schleimzucker). Der Körper kann Laktose in Reinform nicht aufnehmen. Um sie verwerten zu können, muss er sie zunächst in ihre beiden Einzelbausteine aufspalten. Dafür ist das Enzym Laktase zuständig, das in der Dünndarmschleimhaut gebildet wird.

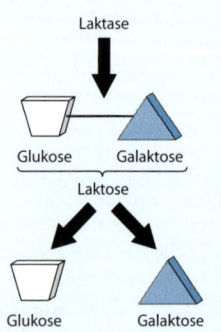

Der Zweifachzucker Laktose ist aus den Einfachzuckern Glukose und Galaktose zusammengesetzt. Mithilfe des Enzyms Laktase wird die Laktose in ihre beiden Bestandteile zerlegt.

DIE VERTRÄGLICHKEIT ÄNDERT SICH

Die Milch fast aller Säugetiere enthält 4 bis 7,5 Prozent Laktose, nur die von Seelöwen und Walrossen ist laktosefrei. Die menschliche Muttermilch enthält rund 7 Gramm Laktose pro Liter. Laktose versorgt den Säugling mit 40 Prozent der Energie, die er für Wachstum und Entwicklung benötigt. Zudem schafft sie ein saures Darmmilieu, in dem sich wertvolle Bifidobakterien ansiedeln können, und wirkt dem Wachstum von Fäulniserregern entgegen. Im Alter von 2 bis 5 Jahren beginnt das Absinken der Laktasetätigkeit. Je nach ethnischer Herkunft kann dies jedoch auch früher oder noch später geschehen (siehe ab Seite 10).

Bei manchen Menschen ist die Laktasetätigkeit vermindert, sodass die Laktose nicht oder nur unzureichend aufgespalten in den Dickdarm gelangt. Weil im Dickdarm der Sauerstoffgehalt sehr gering ist, leben dort überwiegend anaerobe (nicht von Sauerstoff abhängige) Bakterien. Diese wandeln Laktose in Gase wie Kohlenstoffdioxid und Wasserstoff sowie kurzkettige Fettsäuren wie Butter- oder Essigsäure um. Wasserstoff löst keine Beschwerden aus, dient aber als Indikator für die Diagnose (siehe Seite 12). Kohlenstoffdioxid hingegen verursacht das typische Druckgefühl, einen aufgeblähten Bauch, eventuell Bauchkrämpfe und auch abgehende Blähungen. Bei manchen Menschen entsteht bei dieser Verstoffwechslung Methan, das besonders starke Winde produziert. Die kurzkettigen Fettsäuren wiederum sind dafür verantwortlich, dass vermehrt Wasser ins Darminnere gezogen wird. Dadurch wird der Stuhl sehr wässrig, und es können Durchfälle entstehen. Durch diese Prozesse können sich außerdem große Mengen an giftigen Stoffwechselprodukten bilden. Diese werden teilweise in die Blutbahn aufgenommen und verursachen zusätzliche Beschwerden wie Muskel- und Kopfschmerzen, eventuell auch Abgeschlagenheit oder eine erhöhte Neigung zu Herzrasen.

Schwankende Beschwerden

Die typischen Beschwerden der Laktoseintoleranz tauchen nicht immer zur gleichen Zeit auf, auch schwankt ihre Intensität. Es kann sogar sein, dass Sie ein Lebensmittel scheinbar manchmal vertragen und manchmal nicht. All das lässt sich damit erklären, dass verschiedene Faktoren auf die Verträglichkeit der Laktose einwirken:

- Milch(produkte) sind meist verträglich, wenn sie zusammen mit anderen Lebensmitteln im Rahmen einer Mahlzeit aufgenommen werden. So erreicht die Laktose den Dünndarm langsamer und in kleineren Portionen, kann besser gespalten und aufgenommen werden.
- Die insgesamt aufgenommene Laktosemenge wirkt sich ebenfalls auf die Stärke der Beschwerden aus.
- Die Restaktivität der Laktase (siehe ab Seite 6) im Dünndarm beeinflusst die Verträglichkeit der Laktose.
- Auch die aktuelle Zusammensetzung der Darmflora (Darmbakterien) spielt eine Rolle.
- Angst, Stress und Rauchen aktivieren Botenstoffe, die den Transport des Speisebreis beschleunigen. So gelangt mehr Laktose in den Dünndarm.

»Im Urlaub war ich beschwerdefrei, zu Hause kehrten die Symptome gleich wieder zurück!«, berichten viele Menschen, die Milchzucker nicht vertragen. Das liegt zum einen sicher an der Entspannung. Zum anderen ist Laktoseintoleranz in beliebten Reiseländern wie im Mittelmeerraum, in Asien oder Afrika sehr verbreitet, sodass Milchprodukte in der landestypischen Küche kaum eine Rolle spielen.

KEINE ALLERGIE

Laktoseintoleranz hat nichts mit Allergien zu tun. Eine Allergie ist eine überschießende Reaktion des Immunsystems, bei einer Nahrungsmittelintoleranz hingegen ist nicht das Immunsystem schuld, sondern fehlende Enzyme im Darm.

Individuelles Empfinden

Ebenso individuell wie der Verlauf der Laktoseintoleranz ist auch die empfundene Intensität sowie die Toleranz der von ihr verursachten Beschwerden. Manche Menschen nehmen Schmerzen stärker wahr und fühlen sich schwerer durch sie beeinträchtigt als andere. Deshalb kann es vorkommen, dass die subjektiv empfundene Symptomstärke nicht in unmittelbarem Zusammenhang mit der aufgenommenen Laktosemenge steht.

DIE BESCHWERDEN IM ÜBERBLICK

Beschwerden, die nach dem Verzehr laktosehaltiger Speisen und Getränke auftreten können:

- Blähungen, abgehende Winde, unangenehm aufgeblähter, angespannter Bauch
- Bauchschmerzen und Bauchkrämpfe
- Durchfall, selten auch Verstopfung
- Völlegefühl, Übelkeit, Erbrechen
- deutlich vernehmbare Darmgeräusche

Treten bakterielle Stoffwechselprodukte (Gase, Säuren) in die Blutbahn, können außerdem auftreten:

- kalter Schweiß
- Kopfschmerzen
- Gelenkschmerzen oder Muskelschmerzen, eventuell in Kombination mit Schwellungen oder Steifheit
- Benommenheit, Schwindelgefühl
- Abgeschlagenheit, anhaltende Müdigkeit
- Konzentrationsschwäche, Einschränkungen des Kurzzeitgedächtnisses
- Herzrhythmusstörungen
- Mundgeschwüre

(Quelle: Fachgesellschaft für Ernährungstherapie und Prävention FET e. V., Dipl. troph. Christine Langer, 2009)

Drei Formen von Laktoseintoleranz

Dieser Kompass richtet sich an Menschen, die Milchzucker aufgrund des natürlichen Zurückgehens des Enzyms Laktase (siehe ab Seite 6) nicht mehr vertragen. In diesem Fall handelt es sich um einen sogenannten primären Laktasemangel. Es gibt aber noch zwei weitere Formen des Laktasemangels, die wiederum eigene Maßnahmen erforderlich machen.

Primärer Laktasemangel

Der Mensch hat, wie alle Säugetiere, grundsätzlich die Anlage dazu, Laktose verdauen zu können. Denn Laktose kommt natürlicherweise in Milch vor, und Milch dient als Babynahrung. Doch nach dem Abstillen beginnt die Abnahme der Laktaseaktivität (siehe Kasten Seite 7). Es handelt sich um einen physiologischen, also ganz normalen Prozess und nicht um eine Krankheit.

Das natürliche Absinken der Laktaseaktivität wird auch als erworbener oder primärer Laktasemangel bezeichnet. Es beginnt im Alter von zwei bis fünf Jahren, je nach der ethnischen Herkunft jedoch auch früher oder später. Diese natürliche Reduktion der Laktase ist mit großem Abstand die häufigste Form der Laktoseintoleranz.

REGIONALE UNTERSCHIEDE

Die Verbreitung des primären Laktasemangels unterliegt großen geografischen Unterschieden. Während zum Beispiel in Asien über 90 Prozent der Menschen Laktose nicht vertragen, ist in Europa ein deutliches Nord-Süd-Gefälle zu beobachten, von rund 2 Prozent in Skandinavien bis hin zu rund 70 Prozent in Italien. In Deutschland sind etwa 15 Prozent der Bevölkerung von einer Laktoseintoleranz betroffen.

Sekundärer Laktasemangel

Die Konzentration des laktosespaltenden Enzyms Laktase im Dünndarm kann auch als Folgeerscheinung einer Krankheit abnehmen. Wenn durch eine akute oder chronische Erkrankung im Magen-Darm-Bereich die Dünndarmschleimhaut beschädigt wird, kann dort oftmals nicht mehr genügend Laktase gebildet werden. Zusätzlich sinkt die Größe der Oberfläche im Darm, über die Laktose aufgenommen werden kann. Dies ist zum Beispiel bei einer Gastroenteritis (Magen-Darm-Entzündung), bei Zöliakie/Sprue (Glutenunverträglichkeit) sowie bei den chronisch entzündlichen Darmerkrankungen Morbus Crohn und Colitis ulcerosa der Fall. Aber auch eine lang andauernde Antibiotikabehandlung kann die Darmwand entsprechend schädigen.

Wenn in solchen Fällen die Grunderkrankung mithilfe des Arztes konsequent behandelt wird, trägt dies in der Regel auch zu einer Verbesserung der Laktosetoleranz bei. Der sekundäre Laktasemangel ist also reversibel, das heißt, er kann geheilt werden.

Kongenitaler Laktasemangel

Die dritte mögliche Form von Laktoseintoleranz ist auf einen angeborenen, eventuell auch erblichen Laktasemangel zurückzuführen. Diese Form kommt allerdings nur sehr selten vor. Bei einem kongenitalen Laktasemangel fehlt dem Betroffenen das Enzym Laktase seit der Geburt vollständig, sodass auch kleinste Mengen an Milchzucker (auch aus der Muttermilch) schon beim Säugling Beschwerden verursachen und zu Entwicklungsstörungen führen können. Behandeln kann man diese Form der Laktoseintoleranz nur durch einen lebenslangen strengen Verzicht auf milchzuckerhaltige Lebensmittel, Hygieneartikel und Medikamente.

Diagnose der Laktoseintoleranz

Um eine Laktoseintoleranz sicher festzustellen, gibt es verschiedene Diagnoseverfahren. In der Regel wird ein Wasserstoff-Atemtest gemacht, aber auch ein Glukosetoleranztest und in seltenen Fällen ein Gentest sind mögliche Testvarianten. Eine weitere Möglichkeit ist eine zweiwöchige laktosefreie Diät. Klingen die Symptome ab, ist dies ein sicherer Indikator für eine Laktoseintoleranz.

Wasserstoff-Atemtest

Dieser Test, auch Laktosetoleranztest genannt, wird am häufigsten für die Diagnose einer Laktoseintoleranz eingesetzt. Viele Arztpraxen sind auf dieses Verfahren eingerichtet. Es muss bei nüchternem Magen durchgeführt werden. Zwei Tage vor dem Test sollten Sie sich laktosefrei ernähren. Wie das geht, erfahren Sie vom Arzt und lesen Sie in diesem Buch ab Seite 14.

Zuerst wird der Wasserstoffgehalt in der Ausatemluft gemessen. Danach bekommen Sie in Wasser gelöste Laktose zu trinken. Während bei Menschen ohne Laktoseintoleranz die Laktose im Dünndarm verstoffwechselt wird, gelangt sie bei Laktoseintoleranten in den Dickdarm. Dort wird sie von anaeroben Bakterien unter Entstehung von Wasserstoff fermentiert (siehe auch Seite 7). Der Wasserstoff gelangt über das Blut in die Lunge und schließlich in die Ausatemluft. Dort wird er mithilfe des Atemtests nachgewiesen.

Der Test dauert 2 bis 3 Stunden, alle 30 Minuten werden die Messdaten der Ausatemluft ermittelt. Steigt der Wasserstoffwert um 20 ppm (parts per million) im Vergleich zum Ausgangswert, ist das Testergebnis als positiv zu werten und weist auf einen Laktasemangel hin.

Außerdem schließt der Test Begleitsymptome wie Unwohlsein, hörbare Darmgeräusche, Bauchkrämpfe und Durchfälle in die Diagnose mit ein.

Ein negatives Testergebnis gibt keine hundertprozentige Sicherheit: Bei rund 10 Prozent der Getesteten liegt trotz negativem Atemtest ein Laktasemangel vor. In diesem Fall ist die Darmflora von methanproduzierenden Bakterien besiedelt: Diese verbrauchen den von anderen Bakterien gebildeten Wasserstoff, sodass dieser im Atem nicht oder nur in geringer Menge nachweisbar ist. Dies erschwert die eindeutige Diagnose einer Laktoseintoleranz. Auch nach einer vorangegangenen Behandlung mit Antibiotika liefert der Test keine zuverlässigen Ergebnisse.

Glukosetoleranztest

Eine zweite Testvariante ist die Messung des Glukose-spiegels im Blut. Der Test beruht auf der Spaltung des Milchzuckers durch das Enzym Laktase in Glukose und Galaktose (siehe Seite 6). Der Test ist ungenauer als der Atemtest und sollte für aussagekräftige Ergebnisse in Kombination mit diesem angewandt werden. Sie müssen dafür ebenfalls nüchtern sein. Zuerst wird aus Ohrläpp-chen oder Fingerkuppe ein Tropfen Blut entnommen und der Blutzucker-Vergleichswert gemessen. Sie trinken eine Laktoselösung, dann wird der Glukosespiegel im Blut stündlich gemessen. Steigt er um mehr als 20 mg/dl an, kann ein Laktasemangel mit hoher Wahrscheinlichkeit ausgeschlossen werden.

Selten angewandt: der Gentest

Ein Gentest bringt ein sicheres Ergebnis, gehört aber nicht zu den Standarddiagnoseverfahren. Manche Kranken-kassen übernehmen die Kosten nicht. Über einen Bluts-tropfen oder einen Abstrich der Mundschleimhaut wird untersucht, ob ein bestimmtes genetisches Merkmal vor-liegt. Der Test ist dann sinnvoll, wenn die Aufnahme einer Glukoselösung wie bei den beiden anderen Verfahren dem Betroffenen nicht zugemutet werden kann.

Der Laktosegehalt von Lebensmitteln

Die deutsche Bezeichnung »Milchzucker« verrät es bereits: Laktose kommt in Milch und ihren Produkten vor. Bekanntlich werden diese nicht nur in ihrer Reinform verzehrt, sondern sind als Zutaten allgegenwärtig.

Lebensmittelkennzeichnung

In der Europäischen Union wurde im Dezember 2011 eine Richtlinie zur Lebensmittelkennzeichnung beschlossen, die vorschreibt, dass die 14 Zutaten, die am häufigsten Lebensmittelallergien auslösen, bei verpackten Lebensmitteln deutlich gekennzeichnet werden, sodass der Verbraucher sie auf den ersten Blick erkennt. Dies bedeutet, dass sie nicht nur wie bisher in der Zutatenliste angegeben, sondern auch deutlich hervorgehoben werden müssen, zum Beispiel farblich – das gilt auch dann, wenn bei der Herstellung nur geringe Mengen der Zutat eingesetzt wurden. Unter diese Regelung fallen auch die Zutaten Milch und Milchprodukte einschließlich Laktose.

Verpflichtend in Kraft tritt diese verschärfte Kennzeichnung ab Dezember 2014. Sie macht es Ihnen noch leichter, auf einen Blick zu erkennen, ob Sie ein bestimmtes Lebensmittel ohne Bedenken essen können. Auch bei nicht verpackten Lebensmitteln ist diese Kennzeichnung von Allergenen verpflichtend. In welcher Form das geschieht, ist Sache der Mitgliedsstaaten. Bis 2014 werden zur Durchführung nationale Regelungen erlassen.

Achten Sie in jedem Fall immer besonders auf die Zutatenliste, denn Milchprodukte können auch da vorkommen, wo man sie eher nicht erwartet – beispielsweise in Gewürzmischungen, Fertiggerichten und Konserven.

DIESE BEGRIFFE WEISEN AUF LAKTOSE HIN

- Butter
- Buttermilch/Buttermilchpulver
- Crème fraîche
- Dickmilch
- entrahmte Milch
- Frischkäse
- Joghurt/Joghurtkonfekt/Joghurtpulver
- Käse/Hartkäse/Weichkäse/Schnittkäse
- Kefir
- Kondensmilch/kondensierte Milch
- körniger Frischkäse
- Lactose-Monohydrat
- Laktose
- Lassi
- Magermilch/Magermilchpulver
- Magerquark
- Milch/Milchbestandteile/Milcherzeugnisse/Milchpulver
- Milchschokolade
- Milchzucker
- Molke/Molkepulver
- Molkeneiweiß/-protein/-erzeugnisse/-bestandteile
- Mozzarella
- Quark
- Rahm
- Ricotta
- Sahne (süß oder sauer)
- Sahnepulver
- Sauermolke/Sauermolkenpulver
- Schmand
- Schmelzkäse
- Schokolade/Schokoladenzubereitung
- Speisequark
- Süßmolke/Süßmolkenpulver
- Topfen
- Vollmilch/Vollmilchpulver

Laktosegehalt: Oft unberechenbar

Die Zutaten eines Produkts erscheinen in der Zutatenliste in absteigender Reihenfolge nach ihrem Gewichtsanteil. Die erste Zutat macht also den gewichtsmäßig größten Teil des Lebensmittels aus, der Anteil der letzten ist am geringsten. Der genaue Anteil ist nur in Ausnahmefällen angegeben (siehe Seite 14). Die Tabelle ab Seite 33 informiert Sie über den Laktosegehalt vieler gebräuchlicher Produkte.

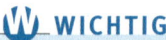 **WICHTIG**

Hinter Begriffen wie »getrocknetes Milchpulver« verbirgt sich sehr viel Laktose. Die Konzentration ist im Milchpulver erheblich höher als in der gleichen Menge frischer Milch: 100 Gramm getrocknetes Vollmilchpulver enthalten 37 Gramm Laktose, 100 Gramm frische Vollmilch dagegen nur 4,8 Gramm.

Hilfreiche Milchsäurebakterien

Werden bei der Milchverarbeitung Milchsäurebakterien eingesetzt, nutzen sie die Laktose als Nahrung und spalten sie in Glukose und Galaktose, tun also das, was sonst Aufgabe der Laktase ist (siehe Seite 6). Das passiert zum Beispiel bei Joghurt, Käse und anderen Sauermilchprodukten. Je länger ein solches Lebensmittel »reift«, je mehr Zeit die Milchsäurebakterien also für die Spaltung haben, umso geringer ist letztendlich der Laktosegehalt. Daher sind fast alle lang gereiften Käsesorten wie Weich- und Schnittkäse im Gegensatz zu Frisch- und Schmelzkäse nahezu laktosefrei. Ein Joghurt, dessen Haltbarkeitsdatum naht oder kürzlich verstrichen ist, wird beispielsweise weniger Laktose enthalten als ein ganz frischer. Je älter ein Sauermilchprodukt, desto geringer der Laktosegehalt! Besonders bei Käse können Sie sich dies zunutze machen.

Zum Beispiel müssten Sie schon rund ein Kilogramm Parmesan essen, um die gleiche Laktosemenge aufzunehmen, die in einem Glas Milch steckt.

Unbedenkliche Zusatzstoffe

Neben den Zutaten, die eindeutig auf Laktose hinweisen, gibt es in den Zutatenlisten auch Begriffe, die zwar »verdächtig« klingen, aber völlig harmlose Inhaltsstoffe benennen. Sie sind durch die industrielle Weiterverarbeitung so stark verändert beziehungsweise gereinigt worden, dass sie bei Laktoseintoleranz keine Beschwerden auslösen. In diesen Fällen müssen Milchbestandteile einschließlich Laktose nicht deklariert werden. Das betrifft zum Beispiel Molke, die zur Herstellung von Destillaten oder Ethylalkohol für Alkoholika eingesetzt wird. Auch Zuckeraustauschstoffe wie Laktit oder Laktitol sind unbedenklich, da sie vom Darm nicht aufgenommen und daher auch bei Laktoseintoleranz vertragen werden.

Übrigens: Taucht in der Zutatenliste allein das Wort »Zucker« auf, ist damit immer Saccharose, also Haushaltszucker aus Rüben oder Zuckerrohr gemeint. Dieser enthält in reiner Form keinerlei Milchbestandteile.

DIESE BEGRIFFE BEZEICHNEN LAKTOSEFREIE ZUTATEN

- Butterschmalz/Butterreinfett (enthält nur geringe Spuren an Laktose)
- Kakaobutter
- Kakaopulver
- Laktit/Lactit/Laktitol (E 966, siehe aber Seite 21)
- Laktat (E 472b)
- Lacto bacillus
- Milchsäure
- Milchsäurebakterien
- milchsauer vergoren

Helfer der Lebensmittelindustrie

Wer sich vollwertig und ausgewogen ernährt, nimmt laut der Deutschen Gesellschaft für Ernährung (DGE) täglich rund 20 bis 30 Gramm Laktose zu sich. Wer jedoch regelmäßig industriell verarbeitete Produkte isst, kommt wahrscheinlich auf eine höhere Menge. Das liegt daran, dass Milchzucker zahlreiche Eigenschaften besitzt, welche die Herstellung erleichtern oder Lebensmitteln bestimmte erwünschte Merkmale verleihen:

- Laktose dient als Rieselhilfe zur leichteren Abfüllung von pulverförmigen Lebensmitteln. So lassen sich Gewürze besser dosieren, Fertigsuppen und -saucen verklumpen nicht so schnell.
- Laktose verfügt über eine hohe Wasserbindungskapazität und eignet sich daher gut als Bindemittel. In dieser Funktion wird sie gern in Pulvern, Dragees, Tabletten oder Kapseln eingesetzt.
- In der Fleisch- und Wurstverarbeitung wird Milchzucker zur Konservierung benutzt.
- Bratwürste erhalten ihre typische Bräunung und das charakteristische Aroma durch die sogenannte Maillard-Reaktion. Das ist die Bräunungsreaktion, die Laktose bei höheren Temperaturen durchläuft.
- Auch in der Backwarenindustrie macht man sich dies zunutze: Bei Temperaturen von etwa 150 °C beginnt Laktose sich bräunlich zu verfärben und entwickelt einen karamelligen Geschmack.
- Laktose hat eine gute Bindungskapazität für Aromen. Daher wird sie häufig als Trägerstoff von Süßstoffen, Geschmacksverstärkern oder Aromen in Gewürzmischungen, Trockensaucen und -suppen eingesetzt.
- Laktose bindet nicht nur Aromastoffe, sie verstärkt auch Aromen, etwa in weißer Schokolade oder Milchschokolade. In anderen Süßwaren und Konfitüren wird Milchzucker eingesetzt, um die Süße zu reduzieren und das restliche Aroma, etwa das Fruchtaroma, zu betonen.

ACHTUNG, VERSTECKTE LAKTOSE!

In den folgenden Produkten der Lebensmittelindustrie kann Laktose drinstecken. Dies muss auf der Verpackung gekennzeichnet sein. Prüfen Sie immer genau die Zutatenliste, und fragen Sie bei frischen Backwaren und frischer Wurst nach.

- Aromen
- Backmischungen
- Brote und Backwaren
- Fertiggerichte und Tiefkühlzubereitungen
- Fertigsaucen, Mayonnaise und Ketchup
- Fleisch- und Wurstwaren
- Gewürzmischungen
- Instantprodukte (Cremes, Püreepulver, Suppen, Saucen)
- Konserven wie Eintöpfe oder Fischkonserven
- Margarine
- Müslimischungen und Frühstückszerealien
- Nuss-Nougat-Creme
- Süßigkeiten und Schokolade

Laktosefreie Milchalternativen

Viele Milchprodukte gibt es als laktosefreie Varianten in den meisten (Bio-)Supermärkten, im Reformhaus und Naturkostladen (siehe ab Seite 33). Sie finden auf der Packung den Hinweis »laktosefrei«: Der Restlaktosewert liegt unter 0,1 Gramm pro 100 Gramm. Bei fast allen Betroffenen verursacht dieser Gehalt keine Beschwerden. Die Produkte werden mit einem Enzym versetzt, das die Laktose spaltet. Dadurch steigt der Gehalt an Glukose und Galaktose, sodass die Milch etwas süßer schmeckt. Außerdem gibt es viele Milchalternativen mit gutem Geschmack und guten Kocheigenschaften, etwa Hafer-, Reis- und Mandelmilch oder milchfreie Pflanzenmargarine. Sojamilch, -joghurt und -sahne sowie Tofu (aus der Sojabohne) sollten Sie in Phase 1 nur verwenden, wenn Sie sie erfahrungsgemäß gut vertragen (siehe Seite 21).

Das Drei-Phasen-Programm

Jeder Mensch verträgt unterschiedliche Mengen an Laktose. Dies hängt nicht nur mit dem Enzym Laktase (siehe Seite 6) zusammen, das auch bei Menschen mit Laktoseintoleranz eine unterschiedlich hohe Restaktivität besitzt. Auch Stress und die Zusammensetzung der Mahlzeiten spielen eine wichtige Rolle. Deshalb muss die verträgliche Menge für jeden individuell ermittelt werden. Eine bewährte Methode hierfür ist das Drei-Phasen-Programm:

- In Phase 1 (Karenzphase) erreichen Sie zunächst durch konsequenten Verzicht auf laktosehaltige Lebensmittel Beschwerdefreiheit.
- In Phase 2 (Testphase) ermitteln Sie Ihre individuelle Verträglichkeit von Milchzucker.
- Phase 3 dient der Stabilisierung und der langfristigen Anpassung Ihrer Essgewohnheiten.

Phase 1: Karenzphase

Das Ziel der ersten Phase ist es, Ihre Beschwerden zu lindern sowie Ihren Magen-Darm-Trakt zu entlasten und zu beruhigen, indem Sie sich möglichst konsequent laktosefrei ernähren. Rezepte für diese Phase finden Sie ab Seite 81. Sie können statt der Milchersatzprodukte ruhig auch laktosefreie Milchprodukte in Ihren Speiseplan integrieren (siehe Seite 19 und 33). Sojaprodukte vertragen nicht alle optimal. Probieren Sie sie gegebenenfalls erst ab Phase 2. Da zu Beginn dieser Phase der Verdauungstrakt meist empfindlich ist, sollten Sie jetzt neben laktosehaltigen Produkten zunächst auch weitere belastende Lebensmittel meiden (siehe Übersicht rechts). Beispielsweise können Zuckeraustauschstoffe wie Xylit, Sorbit oder Mannit zu Blähungen und Durchfall führen. Auch Hülsenfrüchte, Lauch, Zwiebeln, Pilze und Kohl wirken blähend.

LEBENSMITTEL FÜR PHASE 1

Hier können Sie in Phase 1 zugreifen:

- alle Getreidesorten und reine Getreideprodukte (fein vermahlen, nicht zu grob)
- Hafer- und andere Getreideflocken
- Nudeln, Kartoffeln, Reis
- Gemüse, auch Tiefkühlgemüse »pur« (Zutatenliste!)
- Obst
- Kräuter, frisch und getrocknet
- milde Gewürze und Salz (bei Gewürzmischungen Zutatenliste beachten!)
- Fleisch, Fisch und Meeresfrüchte natur, ohne Würze
- Eier (in Maßen)
- Pflanzenöle und -fette
- Nüsse und Samen
- Honig und Haushaltszucker
- stilles (Mineral-)Wasser, Tee, Kaffee
- Hafer-, Reis- und Mandelmilch
- bei geringerer Empfindlichkeit laktosefreie Milchprodukte und laktosearmer Hartkäse sowie Sojaprodukte (siehe Seite 33 ff. und 43 ff.)

Darauf sollten Sie in Phase 1 verzichten:

- Milch und Milchprodukte (siehe Seite 15)
- Produkte mit Laktosezusatz (siehe Seite 18 ff.)
- Zuckeraustauschstoffe Sorbit (E 420), Mannit (E 421), Isomalt (E 953), Maltit (E 965), Lactit (E 966) und Xylit (E 967), Zutatenliste beachten!
- blähende Gemüsesorten wie Hülsenfrüchte, Kohl, Lauch, Zwiebeln, Pilze, Paprika und Knoblauch
- scharfe Gewürze
- sehr ballaststoffreiche Nahrungsmittel wie Vollkornbrot
- sehr fette Speisen, Frittiertes, Fastfood, Fertiggerichte, auch wenn sie keine laktosehaltigen Zutaten enthalten
- kohlensäurehaltige Getränke und Alkoholika
- eisgekühlte Speisen und Getränke

Fester Mahlzeitenrhythmus

Ab Phase 1 ist ganz wichtig: Essen Sie in Ruhe und nicht nebenbei. Kauen Sie jeden Bissen gründlich. So schlucken Sie weniger Luft mit herunter, und Ihr Bauch wird nicht noch zusätzlich aufgebläht. Sehr hilfreich sind dabei feste Essenszeiten, durch die sich Magen und Darm an einen Rhythmus gewöhnen können. Das ist nicht immer ganz einfach, denn schließlich lauern heute an jeder Ecke kulinarische Versuchungen. Finden Sie trotzdem nach Möglichkeit Ihren persönlichen Mahlzeitenrhythmus, an den Sie sich im Alltag möglichst oft halten können.

Ernährungs- und Beschwerdentagebuch

Beginnen Sie in Phase 1 damit, ein Tagebuch darüber zu führen, was Sie essen und wie Sie sich fühlen. Das macht es für Sie und Ihren Arzt leichter nachzuvollziehen, ob die Therapie erfolgreich ist oder wo sich eventuell Fehler eingeschlichen haben. Außerdem können Sie so auch besser feststellen, wie sich bestimmte Speisen sowie Ihr Gemütszustand auf Ihre Beschwerden auswirken. Tragen Sie jeweils ein, was Sie wann und in welchen Mengen gegessen und getrunken haben und ob Beschwerden aufgetreten sind. Eine Kopiervorlage dafür finden Sie auf Seite 88.

DAUER DER KARENZPHASE

Phase 1 dauert zwei bis vier Wochen, je nachdem, wie schnell sich Ihr Magen-Darm-Bereich erholt. Sobald Sie weitgehend oder sogar ganz beschwerdefrei sind, wechseln Sie zur Phase 2, der Testphase. Ist jedoch nach Ablauf der vier Wochen keine deutliche Besserung eingetreten, sollten Sie unbedingt mit Ihrem Arzt sprechen. Sind anhand des Ernährungstagebuchs Diätfehler auszuschließen, müssen weitere mögliche Ursachen, etwa eine Fruktoseintoleranz, abgeklärt werden.

Phase 2: Testphase

Nachdem Sie in Phase 1 beschwerdefrei geworden sind, geht es nun darum, Ihre individuell verträgliche Laktosemenge durch Ausprobieren zu ermitteln. Nehmen Sie nach und nach Lebensmittel mit geringem oder mittlerem Laktosegehalt wie Joghurt und Frischkäse (siehe ab Seite 16) wieder in Ihren Speiseplan auf. Falls Sie in Phase 1 darauf verzichtet haben, können Sie zunächst alle laktosefreien Milchprodukte wieder aufnehmen. Anschließend beginnen Sie, »normale« Milchprodukte wieder schrittweise einzuführen. Bevorzugen Sie anfangs sauer vergorene Produkte wie Joghurt oder Kefir, da sie durch die aktiven Milchsäurebakterien einen geringeren Laktosegehalt haben als andere Milchprodukte. Verteilen Sie dabei kleine Portionen über den ganzen Tag. Dann ist die Chance, dass Sie sie vertragen, am höchsten. Wenn Sie die Produkte noch mit anderen Lebensmitteln gemeinsam aufnehmen, zum Beispiel einen Joghurt als Dessert direkt nach dem laktosearmen oder -freien Hauptgericht, ist die Verträglichkeit noch besser. So können Sie sich nach und nach vorantasten und ermitteln, welche Produkte Sie gut vertragen. Wenn es gut läuft, probieren Sie auch mal einen Becher Joghurt als Zwischenmahlzeit aus.

Auch die in der Karenzphase gemiedenen Gemüsesorten (siehe Seite 21) dürfen Sie nun nach und nach in kleinen Portionen wieder essen, der Verträglichkeit halber gegart und mit Fenchel oder Kümmel gewürzt.

Tragen Sie auch in der Testphase immer in Ihr Ernährungs- und Beschwerdentagebuch ein, was und wie viel Sie gegessen haben und wie Sie sich jeweils danach fühlen.

DAUER DER TESTPHASE

Die Testphase dauert sechs bis acht Wochen. Kehren Ihre Beschwerden unverändert zurück, sprechen Sie mit Ihrem Arzt, um andere oder zusätzliche Ursachen auszuschließen.

Phase 3: Dauerhafte Ernährungsumstellung

Wenn Sie in Phase 2 herausgefunden haben, wie viel Laktose Sie gut vertragen und in welchen Kombinationen Ihnen laktosehaltige Lebensmittel am besten bekommen, gehen Sie zu Phase 3 über. Das bedeutet einfach, dass Sie Ihre guten Gewohnheiten und die ausgewogene Ernährung aus der Testphase nun dauerhaft beibehalten.

Die individuelle Verträglichkeitsgrenze von Laktose kann sich nach einer Weile deutlich nach oben verschieben. Daher ist es sinnvoll, nach ein paar Monaten oder einem Jahr der erfolgreichen Ernährungsumstellung erneut die Testphase zu durchlaufen und die Laktosemenge dabei behutsam ein wenig höher anzusetzen. Sollten dagegen wieder regelmäßige typische Beschwerden auftreten, durchlaufen Sie nochmals alle drei Phasen, führen Sie Ihr Ernährungs- und Beschwerdentagebuch fort und besprechen Sie sich mit Ihrem Arzt. Vielleicht gibt es eine andere Ursache.

Kalziummangel vermeiden

Milchprodukte sind die Hauptlieferanten für den Mineralstoff Kalzium. Laut Empfehlung der DGE sollten Erwachsene pro Tag 1000 Milligramm Kalzium aufnehmen. Es ist Hauptbestandteil der Knochen. Ohne ausreichende Zufuhr über die Nahrung kann es leicht zur Minderung der Knochenfestigkeit und einer erhöhten Gefahr von Knochenbrüchen kommen, auch bekannt als Osteoporose. Wenn Sie täglich Hartkäse essen, der durch die lange Reifung einen sehr geringen Laktoserestgehalt hat, und laktosefreie Milch(produkte) verwenden, können Sie jedoch Ihren Kalziumbedarf decken. Auch Nüsse, Getreide, Kräuter und Gemüse sowie kalziumreiches Mineralwasser (ab 150 Milligramm Kalzium pro Liter) können helfen, die Versorgung zu sichern. Sprechen Sie bei Bedarf mit Ihrem Arzt über Möglichkeiten der Nahrungsergänzung.

KALZIUMREICHE LEBENSMITTEL

Errechnen Sie anhand der Tabelle, wie Sie Ihren täglichen Kalziumbedarf von rund 1000 Milligramm pro Tag decken können. Für den Einbau von Kalzium in Knochen und Zähne wird Vitamin D benötigt. Dieses kann der Körper schon bei einem täglichen Tageslichtaufenthalt von 30 Minuten ausreichend selbst bilden.

Lebensmittel	Kalziumgehalt (mg pro 100 Gramm)	Lebensmittel	Kalziumgehalt (mg pro 100 Gramm)
Mohnsamen	1460	Rucola (Rauke)	160
Parmesan	1178	Joghurt, laktose-frei (minusL)	160
Bergkäse, 45 % Fett i. Tr.	1100	Hühnereigelb	140
Emmentaler, 45 % Fett i. Tr.	1029	Paranuss	130
Gouda, 40 % Fett i. Tr.	800	Pistazienkerne	130
Sesamsamen	783	Kichererbsen	124
Appenzeller, 50 % Fett i. Tr.	740	Joghurt, 1,5 % Fett	123
Brennnesseln	713	Kuhmilch, 3,5 % Fett	120
Thymian	630	Kuhmilch, lak-tosefrei (minusL)	120
Salbei	600	Spinat	117
Fetakäse, 40 % Fett i. Tr.	500	weiße Bohnen, reif	113
Mandeln	252	Salzhering	112
Haselnüsse	225	Tofu	105
Amaranth	214	Mangold	103
Grünkohl	212	Haferkleie	100
Leinsamen, ungeschält	198	Ingwerwurzel	97
getrocknete Feigen	190	Olive, grün, mariniert	96

(Quelle: GU Nährwert-Kalorien-Tabelle, 2012/2013, minusL)

Gute Rahmenbedingungen schaffen

Damit Ihr Darm sich gut erholen kann und Sie im Alltag ins Gleichgewicht kommen, können Sie in allen drei Phasen Ihre Verdauung gezielt unterstützen.

Ausgewogene Ernährung

Sicher möchten Sie sich nach der Diagnose »Laktoseintoleranz« am liebsten zunächst darauf konzentrieren, mit Ihrer neuen Situation zurechtzukommen. Dennoch sollten Sie versuchen, sich abwechslungsreich und ausgewogen zu ernähren. Das hilft Ihnen, sich besser zu fühlen und die Beschwerden zu lindern. Nutzen Sie doch die Chance, Ihre bisherigen Ernährungsgewohnheiten einem kleinen Check zu unterziehen!

An den folgenden Empfehlungen, die – leicht abgewandelt – dem 10-Punkte-Programm der Deutschen Gesellschaft für Ernährung (DGE) entsprechen, können Sie sich orientieren:

- **ABWECHSLUNG IM SPEISEPLAN:** Stellen Sie Ihre Mahlzeiten abwechslungsreich zusammen. Möglichst bunt und frisch sollte es auf Ihrem Teller aussehen, dann bekommen Sie alle wichtigen Nährstoffe, die Ihr Körper braucht, um gesund zu bleiben.
- **REICHLICH GEMÜSE UND OBST:** Drei bis fünf Portionen am Tag sind ideal. Auch Tiefkühlgemüse und Direktsäfte zählen! Obst und Gemüse, das gerade Saison hat und aus Ihrer Region kommt, ist besonders wertvoll: Kurze Transportwege sorgen für einen hohen Gehalt an Vitaminen und Mineralstoffen.
- **GENUG KOHLENHYDRATE:** Brot, Getreide(flocken), Nudeln, Kartoffeln und Reis liefern viele wichtige Nährstoffe sowie verdauungsfördernde Ballaststoffe. Genießen Sie auch die Vollkornvarianten – in Phase 1 und 2 vorsichtig, um den Darm nicht mit zu großen Mengen an Ballaststoffen zu überfordern.

TIERISCHE LEBENSMITTEL: Milch und Milchprodukte, frischer Fisch, frisches Fleisch und Eier, abwechslungsreich über die Woche verteilt, liefern wichtige Nährstoffe.

- **FETTE UND ÖLE:** Sie haben viele wichtige Funktionen im Körper und sind essenzieller Bestandteil einer ausgewogenen Ernährung, aber schwer verdaulich. Wenn Sie gerade in der Anfangszeit noch unter Bauchbeschwerden leiden, sollten Sie möglichst wenig Fett zu sich nehmen. Bevorzugen Sie reine Pflanzenöle wie Oliven- oder Rapsöl. Geben Sie auch Acht auf versteckte Fette, etwa in Pommes oder Keksen.

- **ZUCKER UND SALZ:** Diese beiden Würzmittel werden in Zusammenhang mit verschiedenen Erkrankungen gebracht. Wenn Sie Ihrem Körper etwas Gutes tun wollen, reduzieren Sie sie so weit, wie es Ihnen möglich ist.

- **GENUG FLÜSSIGKEIT:** Wasser ist unser Lebenselixier und wichtig für die Verdauung. Trinken Sie mindestens eineinhalb Liter pro Tag. Bevorzugen Sie reines Wasser ohne Kohlensäure. Fürs Aroma können Sie in Scheiben geschnittene unbehandelte Zitronen, frische, gewaschene Minzblättchen, Himbeeren oder etwas pürierte Melone zugeben. Bei Bauchbeschwerden wirken Kräutertees lindernd.

- **SCHONENDE ZUBEREITUNG:** Garen Sie Lebensmittel bei niedriger Temperatur, mit wenig Wasser und Fett, das schont Aroma und Vitamine. Ideal sind Dünsten bei geschlossenem Deckel, Dampfgaren, Garen im Römertopf oder in der Tajine sowie auch Grillen.

- **GENUSS:** Essen Sie nicht nebenbei, sondern richten Sie sich Ihre Mahlzeiten schön an, auch wenn Sie allein essen. Lenken Sie sich nicht mit Lesen oder Fernsehen ab und genießen Sie in Ruhe die kleine Auszeit.

- **GEWICHT IM GRIFF:** Ausgewogene Ernährung ist der eine Teil eines gesunden Lebensstils, genug Bewegung der andere. Schon mit 30 bis 60 Minuten Bewegung pro Tag tun Sie viel für Wohlbefinden und Gesundheit.

Vorsicht, Laktose in Medikamenten

Laktose wird oft in Medikamenten als Trägermaterial eingesetzt. Die Mengen sind so gering, dass sie bei den meisten Betroffenen keine Beschwerden verursachen: Laut Herstellerangaben liegt der Laktosegehalt der meisten Medikamente pro Tablette bei 0,03 bis 0,19 Gramm. Nur wenn Sie unter einem kongenitalen Laktasemangel (siehe Seite 11) leiden, ist erhöhte Vorsicht geboten.

Es gibt außerdem Medikamente, die sehr laktosereich sind: Sie enthalten Milchsäurebakterien, die Laktose zum Überleben benötigen. Es gibt aber Alternativen – fragen Sie Ihren Arzt oder Apotheker danach.

Auch homöopathische und Schüßler-Salz-Tabletten enthalten Laktose. Bei regelmäßiger, eventuell stündlicher Einnahme können Laktosegehalte zusammenkommen, die eventuell Probleme verursachen. Steigen Sie auf Tropfen um oder auf Globuli, die aus Trauben- oder Rohrzucker bestehen. Zahnpasta kann ebenfalls Laktose enthalten. Der Gehalt ist aber so gering, dass die meisten Menschen die Zahnpasta problemlos vertragen.

Was können Laktasepräparate?

Es gibt zahlreiche Laktasepräparate in Form von Tabletten oder Tropfen. Sie unterscheiden sich teils stark in ihrer Wirkung. Jeder muss selbst herausfinden, mit welchen Präparaten er gut zurechtkommt und wie hoch die Dosierung sein muss. Allerdings kann durch die Präparate eine vollständige Spaltung des Milchzuckers und damit einhergehende Beschwerdefreiheit nicht garantiert werden. Unterwegs, im Restaurant, im Urlaub oder bei Einladungen sind sie aber eine gute Unterstützung.

Meist nimmt man die Mittel unmittelbar vor dem Essen/ Trinken ein oder fügt sie der Mahlzeit bei. Temperaturen über 50 °C überstehen die Enzyme nicht! Bei früherer Einnahme wirkt die Laktose eventuell nicht mehr.

Auswärts essen ohne Beschwerden

Bauchgrummeln beim Gedanken an Restaurantbesuch oder Einladung – das muss nicht sein. Viele Köche wissen heute aufgrund ihrer Ausbildung über Laktoseintoleranz Bescheid. Wenn Sie wissen, in welches Restaurant Sie gehen, rufen Sie nach Möglichkeit vorher an und erklären Sie Ihre Situation. Dann kann sich der Koch darauf besser vorbereiten. Ist das nicht möglich, sprechen Sie gleich nach Ihrer Ankunft mit dem Küchenchef, vielleicht kann er Ihnen etwas empfehlen, das ohnehin keine Laktose enthält. Ansonsten erklären Sie, welche Zutaten Sie nicht vertragen. Wählen Sie nach Möglichkeit Restaurants mit einer überschaubaren Speisekarte – dort wird meist frisch zubereitet. Zur Not stellen Sie sich Ihr Menü aus »unverdächtigen« Kleinigkeiten zusammen: Salat mit Essig und Öl, Ofenkartoffeln, gegrilltes Gemüse mit Reis. Fisch und Fleisch gibt es oft natur in Öl gebraten, fragen Sie aber nach, ob eine laktosehaltige Marinade verwendet wurde. Sind Sie privat eingeladen, sagen Sie vorher Bescheid, welche Zutaten Sie nicht essen dürfen. Weisen Sie auch darauf hin, wo überall versteckte Laktose enthalten sein kann. Ansonsten kann auch ein noch so mühevoll bereitetes Menü für Sie dennoch nicht genießbar sein. Bieten Sie an, dass Sie sich ansonsten auch selbst etwas mitbringen und es vor Ort aufwärmen können.

Glücklicherweise lässt sich heute vieles ersetzen. Sicher kommen die Gastgeber Ihnen entgegen und sind am Ende stolz, wenn sie die Herausforderung gemeistert haben und alle das Mahl genießen können.

 INFO

Unterwegs, im Restaurant, im Urlaub oder bei sonstigen besonderen Anlässen können Laktasepräparate (siehe linke Seite) durchaus eine gute Unterstützung sein, wenn sie auch keine Dauerlösung sind.

Auch im Urlaub beschwerdenfrei

Mittlerweile gibt es in vielen Ländern eine Reihe von Hotels und Unterkünften, die auf Gäste mit Laktoseintoleranz eingehen und ein entsprechendes Speisenangebot bereithalten. Informieren Sie sich vorab im Internet, oder fragen Sie in Ihrem Reisebüro nach.

Sind Sie an Ihrem Urlaubsziel angekommen, versuchen Sie Buffets zu meiden: Schöpflöffel landen schon mal in der falschen Schüssel, und so sind eigentlich laktosefreie Gerichte doch wieder mit Milchzucker belastet. Wenn es nicht anders geht, halten Sie sich an »pure« Beilagen, also Reis, Kartoffeln, Nudeln ohne Sauce sowie Blattsalat, den Sie selbst mit Essig und Öl anmachen. Meiden Sie Überbackenes oder Paniertes. Manchmal wird gegrillter Fisch natur angeboten, das ist eine gute laktosefreie Komponente.

In südlichen Ländern wie Italien oder Spanien ist die Laktoseintoleranz weiter verbreitet als im deutschsprachigen Raum (siehe Seite 10). Daher haben dort Milchprodukte wie Joghurt und Käse produktionsbedingt einen geringeren Laktosegehalt als die hier erhältlichen und sind daher meist besser verträglich. Auch wird dort generell eine große Auswahl an Gerichten angeboten, die keine Milchprodukte enthalten.

Kleiner »Restaurant-Sprachführer«

Damit Sie auch im Urlaub dem Restaurantpersonal erklären können, welche Speisen beziehungsweise Zutaten Sie nicht essen dürfen, finden Sie hier diese Information in verschiedenen Sprachen. Schreiben oder kopieren Sie sich den Satz in der von Ihnen benötigten Sprache einfach auf ein Kärtchen und nehmen dieses mit in den Urlaub. Dann können Sie es bei Bedarf immer vorzeigen.

DEUTSCH: Ich vertrage keine Laktose. Deswegen darf ich Folgendes nicht essen: Milch und Milchprodukte wie Butter, Sahne, Käse, Quark, Joghurt.

ENGLISCH: I am lactose intolerant. Therefore, I am unable to eat the following products: milk and dairy products, including butter, cream, cheese, curd and yogurt.

FRANZÖSISCH: Je suis intolérante au lactose. Je ne peux donc pas boire de lait ou manger des produits laitiers, comme le beurre, la crème, le fromage, le fromage blanc et les yogourts.

ITALIENISCH: Io ho difficoltà nella digestione del lattosio. Perciò non posso mangiare alimenti contenenti latte e latticino come: burro, yoghurt, formaggio, ricotta.

NIEDERLÄNDISCH: Omdat ik niet tegen lactose kan, mag ik geen melkproducten eten zoals melk, boter, room, kaas, kwark en yoghurt.

POLNISCH: Mam nietolerancję laktozy. Dlatego nie mogę spożywać następujących produktów: mleko i przetwory mleczne, włączając masło, śmietanę, ser, twaróg i jogurt.

SPANISCH: Tengo intolerancia a la lactosa. Debido a eso no puedo comer lo siguiente: leche y derivados de la leche como mantequilla, crema, queso, requesón y yogurt.

TÜRKISCH: Benim laktoza karşı intoleransım/duyarlılığım var. Bu sebeple, tereyağ, krema, peynir, kaymak ve yoğurt da dahil olmak üzere, süt ve süt ürünlerini tüketemiyorum.

SCHWEDISCH: Jag har laktosintolerans. Det vill säga, jag kan inte äta följande produkter: mjölk och mjölkprodukter, smör, grädde, ost, kvark och yoghurt.

FINNISCH: Olen laktoosi-intolerantikko. Tämän takia en voi syödä seuraavia tuotteita: maito ja maitotuotteet, mukaan lukien voi, kerma, juusto, rahka ja jogurtti.

Lebensmittel im Überblick

In der Tabelle finden Sie Produkte ohne Laktose und solche mit geringem, mittlerem und hohem Laktosegehalt. Wir haben uns vor allem auf Produkte mit wenig oder ohne Laktose konzentriert, um Ihnen eine möglichst große Auswahl an Lebensmitteln zu bieten.

Bitte beachten Sie: Rezepturen können sich jederzeit ändern, der Laktosegehalt kann produktionsbedingt schwanken. Auch Kontaminationen in der Produktionsanlage oder bei den Gewürzlieferanten sind nicht sicher auszuschließen. Ebenso verändert sich in Produkten, die Milchsäurebakterien enthalten, der Laktosegehalt mit zunehmender Reifung (siehe Seite 16). Die Tabelle dient als Orientierungshilfe. Ist ein Produkt als »laktosefrei« gekennzeichnet, wurde es unter kontrollierten Bedingungen hergestellt, sodass ein Wert von < 0,1 Gramm Laktose pro 100 Gramm nicht überschritten wird. Regelmäßige Analysen stellen dies sicher. Steht auf der Verpackung »Kann Spuren von Laktose/Milch enthalten«, werden in derselben Produktionsanlage auch laktosehaltige Waren erzeugt. Informieren Sie sich beim Unternehmen über den Laktosegehalt beziehungsweise die Produktionsbedingungen.

ZEICHENERKLÄRUNG

In der vorderen Klappe dieses Buches finden Sie eine detaillierte Zeichenerklärung für die folgende Tabelle.

- 🟢 **Laktosefrei** (< 0,1 g Laktose pro 100 g)
- 🟢! **Fast laktosefrei** (< 1 g Laktose pro 100 g)
- 🟡 **Mittlerer Laktosegehalt** (> 1–4,5 g Laktose pro 100 g)
- 🔴 **Hoher Laktosegehalt** (> 4,5 g Laktose pro 100 g),

Lebensmittel (verzehrbarer Anteil pro 100 g)	Laktose (Durchschnitts-wert) g	Bewertung des Laktose-gehalts

Frisch- und H-Milch, Kondensmilch, Sahne, Milchersatzprodukte

Lebensmittel	Laktose	Bewertung
Alpenfrische fettarme Milch, 1,8 % Fett; *Bärenmarke*	4,9	🔴
Alpenfrische Schlagsahne; *Bärenmarke*	3,1	🟡
Alpenfrische Vollmilch, 3,8 % Fett; *Bärenmarke*	4,8	🔴
Alpenmilch, 1,5 % Fett, laktosefrei; *Weihenstephan*	‹ 0,1	🟢
Alpenmilch, 3,5 % Fett, laktosefrei; *Weihenstephan*	‹ 0,1	🟢
Bärenmarke Die Leichte 4 (fettarme Kondensmilch, 4 % Fett); *Bärenmarke*	9,8	🔴
Büffelmilch	4,9	🔴
Der Extra Leichte Traum (Kondensmilch-erzeugnis, 3 % Fett); *Bärenmarke*	8,1	🔴
Der Genußvolle Traum 8 (Kondensmilch, 8 % Fett); *Bärenmarke*	9,4	🔴
Die Ergiebige 10 (Kondensmilch, 10 % Fett); *Bärenmarke*	9,8	🔴
frische Milch, 1,5 % Fett; *MinusL*	‹ 0,1	🟢
frische Vollmilch, 3,8 %; *MinusL*	‹ 0,1	🟢
H-Milch, 0,3 % Fett; *MinusL*	‹ 0,1	🟢
H-Milch, 1,5 % Fett; *MinusL*	‹ 0,1	🟢
H-Milch, 1,8 % Fett; *Bärenmarke*	4,9	🔴
H-Milch, 3,8 % Fett; *Bärenmarke*	4,8	🔴
H-Milch, 3,8 % Fett; *MinusL*	‹ 0,1	🟢
H-Schlagsahne; *MinusL*	‹ 0,1	🟢
Kaffeesahne, Glasflasche; *MinusL*	‹ 0,1	🟢
Kaffeesahne, Riegel; *MinusL*	‹ 0,1	🟢

Lebensmittel (verzehrbarer Anteil pro 100 g)	Laktose (Durchschnittswert) g	Bewertung des Laktosegehalts
Kondensmilch, 10 % Fett	12,5	🔴
Kondensmilch, gezuckert	10,2	🔴
Kuhmilch, 1,5 % Fett, laktosefrei	‹ 0,1	🟢
Kuhmilch, 1,5–1,8 % Fett	4,8	🔴
Kuhmilch, 3,5 % Fett	4,8	🔴
Kuhmilch, 3,5 % Fett, laktosefrei	‹ 0,1	🟢
Kuhmilch, bis 0,3 % Fett	4,8	🔴
Kuhmilch, Rohmilch	4,7	🔴
Reisdrink Natural; *Provamel*	0	🟢
Reisdrink plus Calcium; *Provamel*	0	🟢
Sahne, 10 % Fett	4,1	🟡
Sahne, 30 % Fett	3,3	🟡
Saure Sahne, 10 % Fett	3,5	🟡
Schafmilch	4,4	🟡
Schlagsahne frisch & fertig; *Glücksklee*	3,1	🟡
Schlagsahne; *MinusL*	‹ 0,1	🟢
Soya Cuisine; *Provamel*	0	🟢
Soyadrink Natural; *Provamel*	0	🟢
Soyadrink plus Calcium; *Provamel*	0	🟢
Sprühsahne; *Glücksklee*	3,0	🟡
Sprühsahne; *MinusL*	‹ 0,1	🟢
Stutenmilch	6,2	🔴
Ziegenmilch	4,2	🟡

Fruchtjoghurt, Trinkjoghurt, Milchdesserts und Shakes

Actimel Drink 0,1 % Fett, Classic; *Danone*	3,0	🟡
Actimel Drink 0,1 % Fett, Pfirsich-Mango; *Danone*	2,9	🟡

Lebensmittel (verzehrbarer Anteil pro 100 g)	Laktose (Durchschnittswert) g	Bewertung des Laktosegehalts
Actimel Drink Classic; *Danone*	3,0	🟡
Actimel Drink Erdbeere; *Danone*	2,9	🟡
Actimel Drink Orange; *Danone*	2,9	🟡
Actimel Drink Vanille; *Danone*	2,9	🟡
Actimel Powerfrucht, Erdbeere-Cranberry; *Danone*	2,9	🟡
Actimel Powerfrucht, Heidelbeere; *Danone*	2,9	🟡
Actimel Powerfrucht, Himbeere; *Danone*	2,9	🟡
Activia 0,1 % Fett Erdbeere; *Danone*	5,9	🔴
Activia 0,1 % Fett Natur; *Danone*	6,8	🔴
Activia Classic Erdbeere; *Danone*	4,4	🟡
Activia Classic Großer Becher Bio Natur 3,5 % Fett; *Danone*	5,4	🔴
Activia Classic Natur; *Danone*	6,0	🔴
Activia Classic Pfirsich-Maracuja; *Danone*	4,4	🟡
Activia Classic Vanille; *Danone*	4,6	🔴
Activia Creme Genuss, Classic gesüßt; *Danone*	4,9	🔴
Activia Creme Genuss, Erdbeere; *Danone*	4,2	🟡
Activia Creme Genuss, Pfirsich; *Danone*	4,2	🟡
Activia Creme Genuss, Vanille; *Danone*	4,2	🟡
Activia Diät, 3,5 % Fett, Diät Erdbeere; *Danone*	5,4	🔴
Activia Drink, Erdbeere-Kiwi; *Danone*	3,8	🟡
Activia Drink, Mango-Papaya; *Danone*	3,8	🟡
Activia Drink, Pfirsich-Cerealien; *Danone*	3,8	🟡
Activia Großer Becher Bio Natur 0,1 %; *Danone*	7,0	🔴
Activia mit Ballaststoffen, Cerealien; *Danone*	4,4	🟡

Lebensmittel (verzehrbarer Anteil pro 100 g)	Laktose (Durchschnitts-wert) g	Bewertung des Laktose-gehalts
Activia mit Ballaststoffen, Müsli; *Danone*	4,2	🟡
Activia mit feinem Fruchtpüree, Erdbeere; *Danone*	5,5	🔴
Activia mit feinem Fruchtpüree, Kirsche; *Danone*	5,5	🔴
Activia mit feinem Fruchtpüree, Pfirsich-Maracuja; *Danone*	5,5	🔴
Activia Pur, Himbeere; *Danone*	5,8	🔴
Activia Pur, Pfirsich-Maracuja; *Danone*	5,8	🔴
Almighurt Bircher-Müsli/Exotic-Müsli 3,8 % Fett im Milchanteil; *Ehrmann*	5,0	🔴
Almighurt Erdbeer/Kirsch, 3,8 % Fett im Milchanteil; *Ehrmann*	5,0	🔴
Almighurt Stracciatella, 3,8 % Fett; *Ehrmann*	5,0	🔴
Alpenfrischer Schüttel-Shake Eiskaffee; *Bärenmarke*	4,7	🔴
Alpenfrischer Schüttel-Shake Erdbeere; *Bärenmarke*	4,5	🟡
Alpenfrischer Schüttel-Shake Schoko-Nougat; *Bärenmarke*	4,6	🔴
Alpenfrischer Schüttel-Shake Vanille; *Bärenmarke*	4,7	🔴
Big Schoko Eis; *Bofrost free*	< 0,1	🟢
Bourbon-Vanille Eiscreme; *Bofrost free*	< 0,1	🟢
Bourbon-Vanille-Eiskrem; *MinusL*	< 0,1	🟢
Buttermilch	4,01	🟡
Buttermilch Drink; *MinusL*	< 0,1	🟢
Danacol, Classic; *Danone*	4,1	🟡
Danacol, Erdbeere; *Danone*	4,2	🟡

Lebensmittel (verzehrbarer Anteil pro 100 g)	Laktose (Durchschnittswert) g	Bewertung des Laktosegehalts
Danacol, Multifrucht; *Danone*	4,3	🟡
Dany Sahne Bourbon Vanille; *Danone*	4,0	🟡
Dany Sahne CremeDuett Schoko-Duo; *Danone*	3,8	🟡
Dany Sahne CremeDuett Schoko-Vanille; *Danone*	4,1	🟡
Dany Sahne Dunkle Schokolade Venezuela; *Danone*	4,1	🟡
Dany Sahne Dunkle Schokolade; *Danone*	3,5	🟡
Dany Sahne Mousse Schoko; *Danone*	9,3	🔴
Dany Sahne Schoko; *Danone*	4,1	🟡
DoppelDecker Himbeerpudding & Vanillasoße; *Müller*	1,5	🟡
DoppelDecker Schokopudding & Vanillasoße; *Müller*	3,8	🟡
DoppelDecker Vanillapudding & Himbeersoße; *Müller*	2,4	🟡
DoppelDecker Waldmeisterpudding & Vanillasoße; *Müller*	1,5	🟡
Erdbeer-Frucht-Eiskrem; *MinusL*	‹ 0,1	🟢
Family Joghurt 0 % Fett, Ananas; *Danone*	6,2	🔴
Family Joghurt 0 % Fett, Kirsche; *Danone*	6,2	🔴
Family Joghurt Standard, Erdbeere; *Danone*	5,0	🔴
Family Joghurt Standard, Natur; *Danone*	5,8	🔴
Family Joghurt Standard, Vanille; *Danone*	5,0	🔴
Family Joghurt Standard, Waldbeere; *Danone*	5,0	🔴
Fantasia Bananenjoghurt mit Schokosternen; *Danone*	3,9	🟡
Fantasia Erdbeere; *Danone*	3,3	🟡
Fantasia Kirsche; *Danone*	3,3	🟡

Lebensmittel (verzehrbarer Anteil pro 100 g)	Laktose (Durchschnittswert) g	Bewertung des Laktosegehalts
Fantasia Schoko Balls, Joghurt mit Vanillegeschmack; *Danone*	3,9	🟡
Fantasia Schoko Balls; *Danone*	3,9	🟡
Fantasia Schoko Knusper; *Danone*	3,9	🟡
FitVital Diät Fruchtquark Vollkorn; *Ehrmann*	4,0	🟡
FrüchteTraum 0,1 % Fett, Pfirsich-Maracuja; *Ehrmann*	4,0	🟡
FrüchteTraum Aprikose; *Ehrmann*	4,0	🟡
Fruchtjoghurt, 0,1 % Fett	3,0	🟡
Fruchtjoghurt, 1,5 % Fett	3,1	🟡
Fruchtjoghurt, 3,8 % Fett	3,1	🟡
Fruchtjoghurt, 3,8 % Fett, laktosefrei	< 0,1	🟢
Fruchtzwerge (alle Sorten); *Danone*	2,9	🟡
Fruchtzwerge Duo (alle Sorten); *Danone*	2,9	🟡
Fruchtzwerge Duo, weniger süß (alle Sorten); *Danone*	2,9	🟡
Haferdrink; *Provamel*	2,9	🟢
Joghurt natur, 0,1 % Fett	3,6	🟡
Joghurt natur, 1,5 % Fett	3,3	🟡
Joghurt natur, 3,5 % Fett	3,2	🟡
Joghurt natur, 10 % Fett	5,5	🔴
Joghurt Erdbeere/Himbeere/Kirsche/Vanille/Stracciatella; *MinusL*	< 0,1	🟢
Joghurt für Kinder, Erdbeere-Banane; *Danone*	4,6	🔴
Joghurt für Kinder, Kirsch-Vanille; *Danone*	4,6	🔴
Joghurt mild; *MinusL*	< 0,1	🟢
Joghurtalternative Heidelbeere/Pfirsich/Vanille/Erdbeere; *Provamel*	0	🟢

Lebensmittel (verzehrbarer Anteil pro 100 g)	Laktose (Durchschnittswert) g	Bewertung des Laktosegehalts
Joghurtalternative Natur; *Provamel*	0	🟢
Joghurtalternative Pfirsich-Mango/Himbeere-Vanille; *Provamel*	0	🟢
Kefir, 3,5 % Fett	3,6	🟡
Milch-Däumlinge Eis; *Bofrost free*	‹ 0,1	🟢
Milchpudding Schoko; *MinusL*	‹ 0,1	🟢
Milchreis mit Tütchen, Schoko-Splits; *Müller*	3,9	🟡
Milchreis mit Tütchen, Typ Schwarzwälder Kirsch; *Müller*	3,2	🟡
Milchreis mit Tütchen, Zucker-Zimt; *Müller*	3,7	🟡
Milchreis Original, Erdbeere; *Müller*	3,1	🟡
Milchreis Original, Kirsch; *Müller*	3,3	🟡
Milchreis Original, Original; *Müller*	3,8	🟡
Milchreis Original, Zimt; *Müller*	3,6	🟡
Monster-Backe Fruchtquark Erdbeere/Banane/Aprikose; *Ehrmann*	4,0	🟡
Müllermilch die Leichte Banane; *Müller*	4,9	🔴
Müllermilch die Leichte Erdbeere; *Müller*	4,9	🔴
Müllermilch die Leichte Schoko; *Müller*	4,9	🔴
Müllermilch Erdbeere; *Müller*	6,3	🔴
Müllermilch Schoko; *Müller*	5,5	🔴
Müllermilch Vanilla; *Müller*	6,6	🔴
Obstgarten Standard, Pfirsich-Maracuja; *Danone*	3,2	🟡
Obstgarten Standard, Erdbeere; *Danone*	3,2	🟡
Obstgarten, Vanilla-Erdbeere; *Danone*	3,0	🟡
Obstgarten, Vanilla-Kirsche; *Danone*	3,0	🟡

Lebensmittel (verzehrbarer Anteil pro 100 g)	Laktose (Durchschnitts-wert) g	Bewertung des Laktose-gehalts
Obstgarten, Waldfrucht; *Danone*	3,2	🟡
Quark-Joghurt-Creme Pfirsich; *Danone*	3,2	🟡
Quark-Joghurt-Creme Stracciatella; *Danone*	3,2	🟡
Reine Buttermilch; *Müller*	4,2	🟡
Reisdrink Vanille; *Provamel*	0	🟢
Schokomilch; *MinusL*	‹ 0,1	🟢
Schoko-Pudding mit Sahne; *MinusL*	‹ 0,1	🟢
Schokosplitter Eiscreme; *Bofrost free*	‹ 0,1	🟢
Soya Dessert Vanille/Schokolade/Karamell; *Provamel*	0	🟢
Soya Schokolade/Vanille/Banane/Erdbeere; *Provamel*	0	🟢
Vanille-Pudding mit Sahne; *MinusL*	‹ 0,1	🟢
VanilleTraum Erdbeer; *Ehrmann*	4,0	🟡
Yakult Light; *Yakult*	1,7	🟡
Yakult Original; *Yakult*	1,7	🟡

Butter, Frischkäse und Quark

Alpenbutter; *Meggle*	0,6	🟢❗
Balance 5 % Fett (Frischkäse); *Exquisa*	2,7	🟡
Barbecue Butter; *Meggle*	0,5	🟢❗
Butter	0,7	🟢❗
Butter; *MinusL*	‹ 0,1	🟢
Creation Gartengemüse (Frischkäse); *Exquisa*	2,6	🟡
Crème fraîche	4,5	🟡
Creme Quark Stracciatella; *Ehrmann*	4,0	🟡
Der Sahnige Kräuter (Frischkäse); *Exquisa*	2,8	🟡

Lebensmittel (verzehrbarer Anteil pro 100 g)	Laktose (Durchschnittswert) g	Bewertung des Laktosegehalts
Der Sahnige Meerrettich (Frischkäse); *Exquisa*	2,5	🟡
Der Sahnige natur (Frischkäse); *Exquisa*	2,5	🟡
Doppelrahmfrischkäse, 60–85 % Fett	2,6	🟡
Exquisa-Scheiben aus Frischkäse, Chili-Paprika; *Exquisa*	2,4	🟡
Exquisa-Scheiben aus Frischkäse, leicht Frühlingskräuter; *Exquisa*	2,4	🟡
Exquisa-Scheiben aus Frischkäse, leicht Natur; *Exquisa*	2,4	🟡
Exquisa-Scheiben aus Frischkäse, Natur; *Exquisa*	2,4	🟡
FeinschmeckerKugeln aus Frischkäse (3 Sorten); *Exquisa*	2,8	🟡
FeinschmeckerKugeln aus Frischkäse, Schnittlauch; *Exquisa*	2,8	🟡
fitline Kräuter 0,2 % Fett (Frischkäse); *Exquisa*	2,6	🟡
fitline natur 0,2 % Fett (Frischkäse); *Exquisa*	2,6	🟡
Frischkäse pur; *MinusL*	‹ 0,1	🟢
Frischkäse, 50 % Fett	3,4	🟡
Frucht & Quark fitline 0,2 % Fett, Apfel & Kiwi (Frischkäse); *Exquisa*	2,1	🟡
Frucht & Quark fitline 0,2 % Fett, Erdbeer & Limone (Frischkäse); *Exquisa*	2,1	🟡
Früchtchen Ananas-Mango (Frischkäse); *Exquisa*	2	🟡
Fruchtquark Kirsche/Pfirsich-Maracuja; *MinusL*	‹ 0,1	🟢
Gervais Hüttenkäse; *Danone*	2,2	🟡
Gervais Kräuterquark; *Danone*	4,3	🟡
Gervais Kräuterquark pikant; *Danone*	4,3	🟡

Lebensmittel (verzehrbarer Anteil pro 100 g)	Laktose (Durchschnittswert) g	Bewertung des Laktosegehalts
Joghurtbutter; *Meggle*	1,4	🟡
Knoblauchbutter; *Meggle*	0,5	🟢 !
Körniger Frischkäse fitline 0,8 % Fett; *Exquisa*	1,0	🟢 !
Körniger Frischkäse; *MinusL*	‹ 0,1	🟢
Kräuterbutter; *Meggle*	0,5	🟢 !
Kräuterbutter; *MinusL*	‹ 0,1	🟢
Kräutercreme; *MinusL*	‹ 0,1	🟢
Leichte Butter; *Meggle*	0	🟢
Mascarpone, 80 % Fett	3,6	🟡
Mascarpone; *Exquisa*	4,5	🟡
Mascarpone; *MinusL*	‹ 0,1	🟢
Mit Joghurt Kräuter (Frischkäse); *Exquisa*	2,8	🟡
Mit Joghurt natur (Frischkäse); *Exquisa*	2,8	🟡
Quark; *MinusL*	‹ 0,1	🟢
QuarkCreme Natur 0,2 % Fett; *Exquisa*	3,0	🟡
QuarkGenuss Dolce Vita 0,2 % Fett, Stracciatella; *Exquisa*	2,4	🟡
QuarkGenuss Dolce Vita 0,2 % Fett, Amarena-Kirsch; *Exquisa*	2,4	🟡
QuarkGenuss Erdbeere 0,2 % Fett; *Exquisa*	2,4	🟡
QuarkGenuss Kirsche 0,2 % Fett; *Exquisa*	2,4	🟡
QuarkGenuss Vanilla 0,2 % Fett; *Exquisa*	2,4	🟡
QuarkGenuss Zum Verwöhnen, Bourbon-Vanille; *Exquisa*	2,4	🟡
QuarkGenuss Zum Verwöhnen, Bratapfel; *Exquisa*	2,4	🟡
QuarkGenuss Zum Verwöhnen, Erdbeere; *Exquisa*	2,4	🟡

Lebensmittel (verzehrbarer Anteil pro 100 g)	Laktose (Durchschnittswert) g	Bewertung des Laktosegehalts
Ricotta, 70–78 % Fett	0,3	🟢 !
Robiola, 70 % Fett	1,9	🟡
Schmand; *MinusL*	< 0,1	🟢
Soya Backen und Streichen; *Provamel*	0	🟢
Speisequark, 20 % Fett	2,7	🟡
Speisequark, 40 % Fett	2,6	🟡
Speisequark, Magerstufe	3,2	🟡
Speisequark, Magerstufe, laktosefrei	< 0,1	🟢
Streichzart; *Meggle*	1,1	🟡
Trüffelbutter; *Meggle*	0,6	🟢 !
Zaziki; *MinusL*	< 0,1	🟢

Schnitt-, Hart- und Weichkäse

Lebensmittel (verzehrbarer Anteil pro 100 g)	Laktose (Durchschnittswert) g	Bewertung des Laktosegehalts
Appenzeller, 20 % Fett i. Tr.	< 0,1	🟢
Appenzeller, 50 % Fett i. Tr.	< 0,1	🟢
Backcamembert, 45 % Fett i. Tr.	< 0,1	🟢
Bavaria blue, 70 % Fett i. Tr.	< 0,1	🟢
Beaufort, 48–55 % Fett i. Tr.	< 0,1	🟢
Bel Paese, 50 % Fett i. Tr.	< 0,1	🟢
Bergkäse Scheiben; *MinusL*	< 0,1	🟢
Bergkäse, 45 % Fett i. Tr.	< 0,1	🟢
Bio-Hirtenkäse (Scheiben), 30 % Fett i. Tr.; *Andechser Natur*	< 0,1	🟢
Brie, 50 % Fett i. Tr.	< 0,1	🟢
Butterkäse Scheiben; *MinusL*	< 0,1	🟢
Butterkäse, 30 % Fett i. Tr.	< 0,1	🟢
Butterkäse, 60 % Fett i. Tr.	< 0,1	🟢

Lebensmittel (verzehrbarer Anteil pro 100 g)	Laktose (Durchschnittswert) g	Bewertung des Laktosegehalts
Cambozola, 70 % Fett i. Tr.	< 0,1	🟢
Camembert, 30 % Fett i. Tr.	< 0,1	🟢
Camembert, 30 % Fett i. Tr.; *Weihenstephan*	< 0,1	🟢
Camembert, 40 % Fett i. Tr.	< 0,1	🟢
Camembert, 45 % Fett i. Tr.	< 0,1	🟢
Camembert, 45 % Fett i. Tr.; *Weihenstephan*	< 0,1	🟢
Camembert, 50 % Fett i. Tr.	< 0,1	🟢
Camembert, 60 % Fett i. Tr.	< 0,1	🟢
Camembert; *MinusL*	< 0,1	🟢
Cheddar, 50 % Fett i. Tr.	0,3	🟢 !
Chester, 50 % Fett i. Tr.	0,3	🟢 !
Comté, 50 % Fett i. Tr.	< 0,1	🟢
Edamer, 30 % Fett i. Tr.	< 0,1	🟢
Edamer, 40 % Fett i. Tr.	< 0,1	🟢
Edamer, 45 % Fett i. Tr.	< 0,1	🟢
Edamer; *MinusL*	< 0,1	🟢
Emmentaler gerieben; *MinusL*	< 0,1	🟢
Emmentaler Scheiben; *MinusL*	< 0,1	🟢
Emmentaler, 45 % Fett i. Tr.	0,5	🟢 !
Emmentaler, 45 % Fett i. Tr., laktosefrei	< 0,1	🟢
Esrom, 45–60 % Fett i. Tr.	< 0,1	🟢
Feta; *MinusL*	< 0,1	🟢
Fetakäse, 45 % Fett i. Tr.	0,5	🟢 !
Gorgonzola, 48 % Fett i. Tr.	< 0,1	🟢
Gouda Scheiben; *MinusL*	< 0,1	🟢
Gouda, 45 % Fett i. Tr.	< 0,1	🟢

Lebensmittel (verzehrbarer Anteil pro 100 g)	Laktose (Durchschnitts-wert) g	Bewertung des Laktose-gehalts
Grana Padano, 50 % Fett i. Tr.	‹ 0,1	🟢
Gruyère, 45 % Fett i. Tr.	‹ 0,1	🟢
Harzer Käse, 1 % Fett i. Tr.	‹ 0,1	🟢
Havarti, 30–60 % Fett i. Tr.	‹ 0,1	🟢
Jarlsberg, 45 % Fett i. Tr.	‹ 0,1	🟢
Käseaufschnitt; *MinusL*	‹ 0,1	🟢
Käsecreme; *MinusL*	‹ 0,1	🟢
Kochkäse, 10 % Fett i. Tr.	3,8	🟡
Kochkäse, 40 % Fett i. Tr.	3,4	🟡
Limburger, 20 % Fett i. Tr.	‹ 0,1	🟢
Limburger, 40 % Fett i. Tr.	‹ 0,1	🟢
Maasdammer, 50 % Fett i. Tr.	‹ 0,1	🟢
Manchego (aus Schafmilch), 55 % Fett i. Tr.	‹ 0,1	🟢
Morbier, 40 % Fett i. Tr.	‹ 0,1	🟢
Mozzarella, 40–50 % Fett i. Tr.	3	🟡
Mozzarella; *MinusL*	‹ 0,1	🟢
Münsterkäse, 45 % Fett i. Tr.	‹ 0,1	🟢
Münsterkäse, 50 % Fett i. Tr.	‹ 0,1	🟢
Parmesan, 32 % Fett i. Tr.	‹ 0,1	🟢
Pecorino, 36 % Fett i. Tr.	‹ 0,1	🟢
Provolone, 44 % Fett i. Tr.	‹ 0,1	🟢
Pyrenäenkäse, 50 % Fett i. Tr.	‹ 0,1	🟢
Raclette, 48 % Fett i. Tr.	‹ 0,1	🟢
Rahm-Camembert, 55 % Fett i. Tr.; *Weihenstephan*	‹ 0,1	🟢
Rahm-Romadur, 50 % Fett i. Tr.; *Weihenstephan*	‹ 0,1	🟢

Lebensmittel (verzehrbarer Anteil pro 100 g)	Laktose (Durchschnittswert) g	Bewertung des Laktosegehalts
Romadur, 20 % Fett i. Tr.	‹ 0,1	🟢
Romadur, 30 % Fett i. Tr.	‹ 0,1	🟢
Roquefort, 52 % Fett i. Tr.	‹ 0,1	🟢
Schmelzkäse Scheiben, 45 % Fett i. Tr.	6,3	🔴
Schmelzkäse schnittfest, 70 % Fett i. Tr.	3,6	🟡
Schmelzkäse schnittfest, mind. 20 % Fett i. Tr.	6,1	🔴
Schmelzkäse streichfähig, 20 % Fett i. Tr.	7,0	🔴
Schmelzkäse streichfähig, 70 % Fett i. Tr.	4,4	🟡
Schmelzkäse streichfähig, mind. 50 % Fett i. Tr.	6,8	🔴
Taleggio, 48 % Fett i. Tr.	‹ 0,1	🟢
Tête de Moine, 52 % Fett i. Tr.	‹ 0,1	🟢
Tilsiter, 30 % Fett i. Tr.	‹ 0,1	🟢
Tilsiter, 45 % Fett i. Tr.	‹ 0,1	🟢
Tilsiter; *MinusL*	‹ 0,1	🟢
Weichkäse; *MinusL*	‹ 0,1	🟢
Ziegengouda alt, 53 % Fett i. Tr.	‹ 0,1	🟢
Ziegenkäse schnittfest, 48 % Fett i. Tr.	‹ 0,1	🟢
Ziegenrolle, Weichkäse, 45 % Fett i. Tr.	‹ 0,1	🟢

Trockenmilchprodukte

Buttermilchpulver	42,1	🔴
Joghurtpulver, 1,5 % Fett	41,5	🔴
Magermilchpulver	50,5	🔴
Molkenpulver	65,9	🔴
Trockenmilchpulver (Vollmilchpulver)	35,1	🔴

Lebensmittel (verzehrbarer Anteil pro 100 g)	Laktose (Durchschnittswert) g	Bewertung des Laktosegehalts
Brot und Backwaren		
American Hamburger; *Golden Toast*	0	●
American Sandwich; *Golden Toast*	Spuren	●
American Sandwich; *Lieken Urkorn*	Spuren	●
Anno Dazumal; *Lieken Urkorn*	ca. 0,1	●
Baguette 2er; *Golden Toast*	0	●
Baguette; *Back-Factory*	0	●
Bäuerliches, geschnitten; *Lieken Urkorn*	0	●
Bauernmild, geschnitten; *Lieken Urkorn*	0	●
Butter Sandwich; *Golden Toast*	< 0,02	●
Butter Toast; *Golden Toast*	< 0,02	●
Ciabatta; *Golden Toast*	0	●
Croissants; *Golden Toast*	0,3	● !
Dreikorn-Sonnen-Toastbrot; *Golden Toast*	Spuren	●
Dunkles Vollkorn, geschnitten; *Lieken Urkorn*	0	●
Feinstes Vollkorn, geschnitten; *Lieken Urkorn*	0	●
Fit & Vital Dinkel-Vollkorn, geschnitten; *Lieken Urkorn*	0	●
Fit & Vital Müslibrot, geschnitten; *Lieken Urkorn*	0	●
Fit & Vital Weizen, geschnitten; *Lieken Urkorn*	0	●
Gemischte Brötchen; *Golden Toast*	0	●
Gerstenbrot; *Back-Factory*	0	●
Gerster, geschnitten; *Lieken Urkorn*	0	●
Grahambrot, geschnitten; *Lieken Urkorn*	0	●
Hot Dog; *Golden Toast*	0	●

Lebensmittel (verzehrbarer Anteil pro 100 g)	Laktose (Durchschnittswert) g	Bewertung des Laktosegehalts
Kartoffelbrot; *Back-Factory*	0	🟢
Kastenweißbrot; *Back-Factory*	0	🟢
Kleine Sonne, geschnitten; *Lieken Urkorn*	0	🟢
Klosterbrot, geschnitten; *Lieken Urkorn*	0	🟢
Kommissbrot, geschnitten; *Lieken Urkorn*	0	🟢
Körner Harmonie Sandwich; *Golden Toast*	Spuren	🟢
Körner Harmonie Toast; *Golden Toast*	Spuren	🟢
Kraftklotz, geschnitten; *Lieken Urkorn*	0	🟢
Kürbiskernbrot; *Back-Factory*	0	🟢
Kürbiskernbrötchen; *Back-Factory*	0	🟢
Landbrot; *Back-Factory*	0	🟢
Laugenbrezel; *Yorma's*	0	🟢
Laugenbrezel; *Back-Factory*	0	🟢
Laugenbrötchen; *Back-Factory*	Spuren	🟢
Laugenstange; *Back-Factory*	Spuren	🟢
Laugenstangen; *Bofrost*	Spuren	🟢
Leinsamenbrot (ehemals Vitalbrot); *Peter&Paul*	0,3	🟢!
Malzkornbrot; *Peter&Paul*	0	🟢
Malzmehrkornbrot; *Peter&Paul*	Spuren	🟢
Maximumm Sandwich; *Golden Toast*	Spuren	🟢
Mega Burger; *Golden Toast*	0	🟢
Mehrkorn Toasties; *Golden Toast*	0	🟢
Mehrkorn, geschnitten; *Lieken Urkorn*	0	🟢
Mehrkornbrot; *Bofrost free*	‹ 0,1	🟢
Mehrkornbrot; *Peter&Paul*	0	🟢
Mehrkornbrötchen; *Back-Factory*	0	🟢

Lebensmittel (verzehrbarer Anteil pro 100 g)	Laktose (Durchschnittswert) g	Bewertung des Laktosegehalts
Mehrkornbrötchen; *Bofrost free*	< 0,1	🟢
Meisterbrötchen; *Golden Toast*	0	🟢
Mixbagel; *Back-Factory*	Spuren	🟢
Mühlenbrot; *Lieken Urkorn*	0	🟢
Paderborner Landbrot, geschnitten; *Lieken Urkorn*	0	🟢
Panini Rustico; *Back-Factory*	0	🟢
Pumpernickel, geschnitten; *Lieken Urkorn*	0	🟢
Rheinisches, geschnitten; *Lieken Urkorn*	0	🟢
Roggenbäcker, geschnitten; *Lieken Urkorn*	0	🟢
Roggenbrötchen 6 Stück; *Golden Toast*	0	🟢
Roggenkrüstchen; *Back-Factory*	0	🟢
Roggenliebe Sandwich; *Golden Toast*	Spuren	🟢
Roggenliebe Toast; *Golden Toast*	Spuren	🟢
Rust Roggen; *Peter&Paul*	Spuren	🟢
Rustikales Mehrkornbrot; *Peter&Paul*	0	🟢
Sonnenblumenbrot; *Peter&Paul*	0	🟢
Sonntagsbrötchen; *Golden Toast*	0	🟢
Sonntagsbrötchen; *Bofrost free*	< 0,1	🟢
Steinofenbaguette; *Back-Factory*	0	🟢
Steinofenbrötchen; *Back-Factory*	0	🟢
Süßer Stuten, geschnitten; *Golden Toast*	0	🟢
Toastscheiben; *MinusL*	< 0,1	🟢
Unser Landbrot; *Lieken Urkorn*	0	🟢
Unser Ländliches Weizen; *Lieken Urkorn*	0	🟢
Vitaminbrot, geschnitten; *Lieken Urkorn*	0	🟢
Vollkorn Sandwich; *Lieken Urkorn*	Spuren	🟢

Lebensmittel (verzehrbarer Anteil pro 100 g)	Laktose (Durchschnittswert) g	Bewertung des Laktosegehalts
Vollkorn Sonne, geschnitten; *Lieken Urkorn*	0	🟢
Vollkorn Toasties; *Golden Toast*	0	🟢
Vollkornbrot; *Back-Factory*	0	🟢
Vollkorn-Dreikorn-Toastbrot; *Lieken Urkorn*	Spuren	🟢
Vollkornsaftige, geschnitten; *Lieken Urkorn*	0	🟢
Vollkornsandwich; *Golden Toast*	Spuren	🟢
Vollkorntoastbrot; *Golden Toast*	Spuren	🟢
Weißbrot; *Bofrost free*	‹ 0,1	🟢
Weißbrot; *Golden Toast*	Spuren	🟢
Weizen Toasties; *Golden Toast*	0	🟢
Weizenbrötchen; *Back-Factory*	0	🟢
Weizenmischbrot; *Back-Factory*	0	🟢
Weizenmischbrot; *Peter&Paul*	Spuren	🟢
Weizentoastbrot mit Calcium; *Golden Toast*	Spuren	🟢
Weltmeisterbrot; *Back-Factory*	0	🟢
Weltmeisterbrot; *Peter&Paul*	Spuren	🟢
Weltmeisterbrötchen; *Golden Toast*	0	🟢
Weltmeisterstange; *Back-Factory*	0	🟢

Frühstückszerealien

10 Früchte Müesli; *Schneekoppe*	‹ 0,1	🟢
Ballaststoff-Früchte-Müesli; *Schneekoppe*	‹ 0,1	🟢
Blütenzarte Köllnflocken; *Kölln*	Spuren	🟢
Cranberry-Dinkel Müesli; *Schneekoppe*	‹ 0,1	🟢
Dinkel-Crunchy Schoko feinherb; *Alnatura*	Spuren	🟢
Dinkel-Crunchy Waldbeere; *Alnatura*	Spuren	🟢
Früchte-Amaranth-Müsli; *Alnatura*	Spuren	🟢

Lebensmittel (verzehrbarer Anteil pro 100 g)	Laktose (Durchschnittswert) g	Bewertung des Laktosegehalts
Früchte-Müsli; *Alnatura*	Spuren	🟢
Garten-Früchte-Müesli; *Schneekoppe*	‹ 0,1	🟢
Hafer-Crunchy Apfel; *Alnatura*	Spuren	🟢
Hafer-Kyss; *Kölln*	Spuren	🟢
Kernige Multikorn Flocken; *Kölln*	Spuren	🟢
Kinder Früchte Müsli; *Alnatura*	Spuren	🟢
Köllnflocken Instant; *Kölln*	Spuren	🟢
Köllns echte Kernige; *Kölln*	Spuren	🟢
Multikorn Knusper Klassik; *Kölln*	Spuren	🟢
Müsli Cranberry; *Kölln*	Spuren	🟢
Müsli Knusper Klassik; *Kölln*	Spuren	🟢
Müsli Schoko-Kirsch; *Kölln*	Spuren	🟢
Nuss Müsli; *Alnatura*	Spuren	🟢
Vitalis Frucht Genuss Früchte-Vollkorn-Müsli ohne Rosinen; *Dr. Oetker*	0	🟢
Vitalis Frucht Genuss Früchte-Vollkorn-Müsli; *Dr. Oetker*	0	🟢
Vitalis Früchte Müsli; *Dr. Oetker*	0	🟢
Vitalis Knusper Flakes; *Dr. Oetker*	0	🟢
Vitalis Knusper Früchte; *Dr. Oetker*	0	🟢
Vitalis Knusper Honeys; *Dr. Oetker*	0	🟢
Vitalis Knusper Müsli; *Dr. Oetker*	0	🟢
Vollkorn Haferfleks Knusper-Honig; *Kölln*	Spuren	🟢
Vollkorn Haferfleks Knusper-Klassik; *Kölln*	Spuren	🟢
Vollkorn Multikorn Fleks; *Kölln*	Spuren	🟢
Zarte Multikorn Flocken; *Kölln*	Spuren	🟢

Lebensmittel (verzehrbarer Anteil pro 100 g)	Laktose (Durchschnittswert) g	Bewertung des Laktosegehalts
Fleisch- und Wurstwaren		
Auslese Salami; *Alnatura*	Spuren	🟢
Backofen Leberkäse; *Loidl (A)*	‹ 0,1	🟢
Bärlauch Bierschinken; *Alnatura*	Spuren	🟢
Bratwürstl; *Loidl (A)*	‹ 0,1	🟢
Chorizo, Aufschnitt; *Marten*	0	🟢
Feine Schinkenwurst; *Alnatura*	Spuren	🟢
Fleischwurst; *Alnatura*	Spuren	🟢
Frankfurter; *Loidl (A)*	‹ 0,1	🟢
Geflügel Bierschinken; *Gutfried*	0	🟢
Geflügel Dreierlei; *Gutfried*	0	🟢
Geflügel Mortadella; *Gutfried*	0	🟢
Geflügel Würstchen, Pute; *Alnatura*	0	🟢
Geflügel-Mortadella mit Pistazien; *Alnatura*	0	🟢
Geflügel-Salami; *Alnatura*	0	🟢
Hähnchen Salami; *Gutfried*	0	🟢
Haussalami; *Loidl (A)*	‹ 0,1	🟢
Hinterschinken; *Alnatura*	Spuren	🟢
Kalbfleisch-Leberwurst; *Alnatura*	Spuren	🟢
Kasseler Braten; *Alnatura*	Spuren	🟢
Lachs Schinken; *Alnatura*	Spuren	🟢
Landsalami, luftgetrocknet; *Alnatura*	Spuren	🟢
Landschinken; *Alnatura*	Spuren	🟢
Mein Jausenduo; *Loidl (A)*	‹ 0,1	🟢
Mühlen Schinken, Zarter/Gegrillter/Geräucherter Kochschinken; *Rügenwalder Mühle*	0	🟢

Lebensmittel (verzehrbarer Anteil pro 100 g)	Laktose (Durchschnittswert) g	Bewertung des Laktosegehalts
Mühlen Würstchen, geräuchert/Geflügel; *Rügenwalder Mühle*	0	🟢
Pommersche Gutsleberwurst, Geflügel; *Rügenwalder Mühle*	0	🟢
Pommersche Gutsleberwurst, grob/fein; *Rügenwalder Mühle*	0	🟢
Puten Lachsschinken; *Gutfried*	0	🟢
Puten Mettwurst; *Gutfried*	0	🟢
Putenbrust Natur; *Gutfried*	0	🟢
Putenbrust, mild geräuchert; *Alnatura*	0	🟢
Rindersalami; *Alnatura*	Spuren	🟢
Rinderschinken; *Alnatura*	Spuren	🟢
Rügenwalder Teewurst, grob/fein/leicht; *Rügenwalder Mühle*	0	🟢
Salami Sticks; *Marten*	Spuren	🟢
Salami Sticks, extra scharf; *Marten*	Spuren	🟢
Schinkenspicker, Geflügel; *Rügenwalder Mühle*	0	🟢
Schinkenspicker, grob/fein; *Rügenwalder Mühle*	0	🟢
Schinkenspicker, Schnittlauch; *Rügenwalder Mühle*	0	🟢
Sommersalami; *Alnatura*	Spuren	🟢
Ungarische Salami Stange; *Loidl (A)*	‹ 0,1	🟢
Wellness Salami; *Marten*	Spuren	🟢

Süßigkeiten und Schokolade

Alpenmilch; *Ritter Sport*	8,1	🔴
Amaranthriegel, zartbitter; *Alnatura*	Spuren	🟢

Lebensmittel (verzehrbarer Anteil pro 100 g)	Laktose (Durchschnitts- wert) g	Bewertung des Laktose- gehalts
Bio Kakaosplitter Nuss; *Ritter Sport*	6,3	🔴
Bio Macadamia; *Ritter Sport*	6,3	🔴
Bio Mandelsplitter; *Ritter Sport*	5,7	🔴
Bio Vollmilch 35 %; *Ritter Sport*	7,4	🔴
Bonbons Blutorange; *Alnatura*	0	🟢
Bonbons Zitrone; *Alnatura*	0	🟢
Cashew-Krokant-Riegel; *Alnatura*	0	🟢
Chocolade; *Manner*	Spuren	🟢
Diät Halbbitter Schokolade; *Ritter Sport*	0,5	🟢!
Dunkle Voll-Nuss; *Ritter Sport*	‹ 0,2	🟢!
Edel-Bitter 71 % Kakao; *Ritter Sport*	0,3	🟢!
Erdnuss-Krokant-Riegel; *Alnatura*	0	🟢
Espresso; *Ritter Sport*	15,1	🔴
Espressobohnen schokoliert; *Alnatura*	Spuren	🟢
Feine Bitter Orange Schokolade; *Alnatura*	Spuren	🟢
Feine Bitter Schokolade; *Alnatura*	Spuren	🟢
Feine Pralinés; *Manner*	Spuren	🟢
Fruchtgummi Himbeer; *Alnatura*	0	🟢
Fruchtgummi Johannisbeer; *Alnatura*	0	🟢
Goldbären; *Haribo*	Spuren	🟢
Halbbitter 50 % Kakao; *Ritter Sport*	0,3	🟢!
Happy Cola; *Haribo*	Spuren	🟢
Jogger Gums; *Katjes*	Spuren	🟢
Katzenpfötchen; *Katjes*	Spuren	🟢
Knusper-Krokant-Riegel; *Alnatura*	0	🟢
Königliche Schokobananen; *Casali*	Spuren	🟢
Lakritz Schnecken; *Haribo*	Spuren	🟢

Lebensmittel (verzehrbarer Anteil pro 100 g)	Laktose (Durchschnitts-wert) g	Bewertung des Laktose-gehalts
Marzipanriegel, zartbitter; *Alnatura*	Spuren	🟢
Mentos duo	‹ 0,1	🟢
Mentos fresh cola	‹ 0,1	🟢
Mentos fruit	‹ 0,1	🟢
Mentos grüner apfel	‹ 0,1	🟢
Mentos mint	‹ 0,1	🟢
Mini Schokobananen; *Casali*	Spuren	🟢
Müsliriegel, Apfel; *Alnatura*	Spuren	🟢
Müsliriegel, Traube-Nuss; *Alnatura*	Spuren	🟢
Napoli Schokobananen	Spuren	🟢
Phantasia; *Haribo*	Spuren	🟢
Pfefferminz; *Ritter Sport*	0,3	🟢 !
Ricola Original	Spuren	🟢
Ricola Salbei	Spuren	🟢
Ricola Zitronenmelisse	Spuren	🟢
Saft Goldbären; *Haribo*	Spuren	🟢
Salzige Heringe; *Katjes*	Spuren	🟢
Saure Johannisbeeren; *Katjes*	Spuren	🟢
Schoko-Dinkelkugeln, zartbitter; *Alnatura*	Spuren	🟢
Sesam-Krokant-Riegel, Cocos; *Alnatura*	0	🟢
Sesam-Krokant-Riegel; *Alnatura*	0	🟢
Tictac fresh mint; *Ferrero*	Spuren	🟢
Tictac fresh orange; *Ferrero*	Spuren	🟢
Tropenfrüchte; *Katjes*	Spuren	🟢
Tropifrutti; *Haribo*	Spuren	🟢
Vollmilchschokolade; *MinusL*	‹ 0,1	🟢
Vollmilchschokolade Haselnuss; *MinusL*	‹ 0,1	🟢

Lebensmittel (verzehrbarer Anteil pro 100 g)	Laktose (Durchschnittswert) g	Bewertung des Laktosegehalts
Weisse Voll-Nuss; *Ritter Sport*	11,4	🔴
WineGums; *Katjes*	Spuren	🟢

Knabbereien

Lebensmittel	Laktose	Bewertung
Cashews; *Kelly's (A)*	‹ 0,1	🟢
Cashews; *Lorenz*	0	🟢
Chio Chips Ready Salted	‹ 0,1	🟢
Chio Chips Red Paprika	‹ 0,1	🟢
Chio Chips Wasabi Style	‹ 0,1	🟢
Chio Tortilla Chips Hot Chili	‹ 0,1	🟢
Chio Tortilla Chips Original Salted	‹ 0,1	🟢
Chio Tortilla Chips Spicy BBQ	‹ 0,1	🟢
Chips Classic; *Kelly's (A)*	‹ 0,1	🟢
Chips Wasabi; *Kelly's (A)*	‹ 0,1	🟢
Chipsfrisch Barbecue; *Funnyfrisch*	0	🟢
Chipsfrisch gesalzen; *Funnyfrisch*	0	🟢
Chipsfrisch Oriental; *Funnyfrisch*	0	🟢
Chipsfrisch Paprika; *Funnyfrisch*	0	🟢
Chipsfrisch Ungarisch; *Funnyfrisch*	0	🟢
Crunchips light, salted; *Lorenz*	Spuren	🟢
Dinkel Jumbo-Brezeln; *Alnatura*	Spuren	🟢
Dinkel Mini Brezeln; *Alnatura*	Spuren	🟢
Dinkel Salzsticks; *Alnatura*	Spuren	🟢
Dinkelcracker, natur; *Alnatura*	0	🟢
Dinkelstangen; *Alnatura*	Spuren	🟢
Erdnuss Flippies Classic; *Funnyfrisch*	0	🟢
Erdnuss Piccos ungarisch; *Funnyfrisch*	0	🟢

Lebensmittel (verzehrbarer Anteil pro 100 g)	Laktose (Durchschnittswert) g	Bewertung des Laktosegehalts
Erdnüsse dry roasted; *Kelly's (A)*	‹ 0,1	🟢
Erdnüsse geröstet, gesalzen; *Kelly's (A)*	‹ 0,1	🟢
Erdnüsse geröstet, gesalzen; *Lorenz*	0	🟢
Erdnußlocken Classic; *Lorenz*	Spuren	🟢
Erdnußlocken Classic, leicht; *Lorenz*	Spuren	🟢
Giant Snips; *Kelly's (A)*	‹ 0,1	🟢
Grissini Olivenöl; *Alnatura*	0	🟢
Kartoffelchips Meersalz; *Alnatura*	0	🟢
Kartoffelchips Paprika; *Alnatura*	0	🟢
Knabber-Eulen; *Alnatura*	Spuren	🟢
Mais Chips Natur; *Alnatura*	Spuren	🟢
Mais Chips Paprika; *Alnatura*	Spuren	🟢
Mexicanos White; *Kelly's (A)*	‹ 0,1	🟢
Mexicanos würzig pikant; *Kelly's (A)*	‹ 0,1	🟢
Microwellenpopcorn gesalzen; *Kelly's (A)*	‹ 0,1	🟢
Minifritts gesalzen; *Kelly's (A)*	‹ 0,1	🟢
Naturals leicht, fein gesalzen; *Lorenz*	0	🟢
Naturals mit mildem Chili; *Lorenz*	Spuren	🟢
Nusscocktail; *Lorenz*	0	🟢
Pistazien; *Kelly's (A)*	‹ 0,1	🟢
Pom-Bär Original	0	🟢
Popcorn gesalzen; *Kelly's (A)*	‹ 0,1	🟢
PowerNutMix; *Kelly's (A)*	‹ 0,1	🟢
Pringles Original	0	🟢
Pringles Paprika	0	🟢
Pringles Texas BBQ Sauce	0	🟢

Lebensmittel (verzehrbarer Anteil pro 100 g)	Laktose (Durchschnittswert) g	Bewertung des Laktosegehalts
Riffels Naturell; *Funnyfrisch*	0	🟢
Riffle Chips Classic; *Kelly's (A)*	‹ 0,1	🟢
Rolladinhos Hot&Spicy; *Kelly's (A)*	‹ 0,1	🟢
Saltletts; *Lorenz*	0	🟢
Saltletts Brezel; *Lorenz*	0	🟢
Saltletts Junior Farm; *Lorenz*	0	🟢
Saltletts Sesam; *Lorenz*	0	🟢
Salzmandeln; *Kelly's (A)*	‹ 0,1	🟢
Singles Salted; *Kelly's (A)*	‹ 0,1	🟢
Singles Smoked Paprika; *Kelly's (A)*	‹ 0,1	🟢
Snips; *Kelly's (A)*	‹ 0,1	🟢
Snips light; *Kelly's (A)*	‹ 0,1	🟢
Studentenfutter Original; *Lorenz*	0	🟢
Sunland Farm Naturally Salted; *Kelly's (A)*	‹ 0,1	🟢
Tacitos Tomato Chili; *Lorenz*	Spuren	🟢
Wasabi Erdnüsse; *Lorenz*	0	🟢

Kuchen, Kekse und Gebäck

Lebensmittel	Laktose	Bewertung
ABC Russisch Brot; *Bahlsen*	‹ 0,5	🟢 !
Ausstech-Plätzchen, Backmischung; *Dr. Oetker*	0	🟢
Brandt Hobbits kernig	‹ 0,5	🟢 !
Bratapfel Kuchen, Backmischung; *Dr. Oetker*	0	🟢
Brownies, Backmischung; *Dr. Oetker*	‹ 0,1	🟢
Butterkekse; *MinusL*	‹ 0,1	🟢
Butterkekse mit Schokolade; *MinusL*	‹ 0,1	🟢
Capt'n Sharky Schoko Kuchen, Backmischung; *Dr. Oetker*	‹ 0,1	🟢

Lebensmittel (verzehrbarer Anteil pro 100 g)	Laktose (Durchschnittswert) g	Bewertung des Laktosegehalts
Cheesecake New York Style, Backmischung; *Dr. Oetker*	0	🟢
Comtess à la Russischer Zupfkuchen; *Bahlsen*	< 0,5	🟢!
Comtess Haselnuss; *Bahlsen*	< 0,5	🟢!
Comtess Typ Eierlikör; *Bahlsen*	< 0,5	🟢!
Comtess Typ Schoko-Kokos; *Bahlsen*	< 0,5	🟢!
Comtess Zitrone; *Bahlsen*	0,5	🟢!
Diät-Schnitten mit Haselnusscreme; *Manner*	Spuren	🟢
Erdbeer Maulwurf Kuchen (Saisonartikel), Backmischung; *Dr. Oetker*	< 0,1	🟢
Erdbeer Quark Kuchen (Saisonartikel), Backmischung; *Dr. Oetker*	0	🟢
Erdbeer Windbeutel (Saisonartikel), Backmischung; *Dr. Oetker*	0	🟢
Erdbeer-Berliner; *Back-Factory*	0	🟢
Erdbeer-Sahne-Schnitten; *Bofrost free*	< 0,1	🟢
Feiner Käsekuchen Snack Natur; *Exquisa*	2,7	🟡
Feiner Käsekuchen Snack Schoko; *Exquisa*	2,8	🟡
Heidelbeer Quark Kuchen, Backmischung; *Dr. Oetker*	0	🟢
Käsekuchen, Backmischung; *Dr. Oetker*	0	🟢
Käse-Sahne-Torte, Backmischung; *Dr. Oetker*	0	🟢
Käse-Streusel Kuchen, Backmischung; *Dr. Oetker*	0	🟢
Kokos Kuchen, Backmischung; *Dr. Oetker*	0	🟢
Kokos Makronen, Backmischung; *Dr. Oetker*	0	🟢
Leibniz Butterkeks 30 % weniger Zucker; *Bahlsen*	< 0,5	🟢!

Lebensmittel (verzehrbarer Anteil pro 100 g)	Laktose (Durchschnittswert) g	Bewertung des Laktosegehalts
Leibniz Butterkeks; *Bahlsen*	‹ 0,5	🟢❗
Leibniz Choco Edelherb; *Bahlsen*	0,9	🟢❗
Leibniz Choco Sticks Edelherb; *Bahlsen*	‹ 0,5	🟢❗
Leibniz Erdnuss Spaß; *Bahlsen*	0,7	🟢❗
Leibniz Erdnuss Spaß Schoko; *Bahlsen*	1,9	🟡
Leibniz Minis Butter; *Bahlsen*	0,5	🟢❗
Leibniz Vollkorn; *Bahlsen*	‹ 0,5	🟢❗
Leibniz Zoo; *Bahlsen*	0,5	🟢❗
Linzer Keksi; *Manner*	Spuren	🟢
Marille-Aprikose Waffeln; *Manner*	Spuren	🟢
Marmor Kastenkuchen; *Dr. Oetker*	‹ 0,1	🟢
Marmor Kuchen, Backmischung; *Dr. Oetker*	0	🟢
Maulwurf Kuchen, Backmischung; *Dr. Oetker*	‹ 0,1	🟢
Mignon Schnitten; *MinusL*	‹ 0,1	🟢
Mini-Sahnewindbeutel; *Bofrost free*	‹ 0,1	🟢
Mohn Kastenkuchen; *Dr. Oetker*	‹ 0,1	🟢
Muffins, Backmischung; *Dr. Oetker*	‹ 0,1	🟢
Neapolitaner, Napoli	Spuren	🟢
Neapolitaner; *Manner*	Spuren	🟢
Neapolitaner-Riegel; *Manner*	Spuren	🟢
Obstkuchenteig, Backmischung; *Dr. Oetker*	0	🟢
Pickup! Choco; *Bahlsen*	2,2	🟡
Plundergebäck Apfel & Kirsch; *Bofrost free*	‹ 0,1	🟢
Raffinesse Marzipan, Backmischung; *Dr. Oetker*	0	🟢
Raffinesse Schoko Kuchen feinherb, Backmischung; *Dr. Oetker*	‹ 0,1	🟢

Lebensmittel (verzehrbarer Anteil pro 100 g)	Laktose (Durchschnittswert) g	Bewertung des Laktosegehalts
Russischer Zupfkuchen, Backmischung; *Dr. Oetker*	0	🟢
Schokino Kuchen, Backmischung; *Dr. Oetker*	‹ 0,1	🟢
Schoko Flockina Kastenkuchen; *Dr. Oetker*	‹ 0,1	🟢
Schoko Gewürzkranz, Backmischung; *Dr. Oetker*	‹ 0,1	🟢
Schoko Kirsch Kuchen, Backmischung; *Dr. Oetker*	0	🟢
Schoko Kuchen, Backmischung; *Dr. Oetker*	‹ 0,1	🟢
Schoko Muffins, Backmischung; *Dr. Oetker*	‹ 0,1	🟢
Schoko-Vanille-Schnitten; *Bofrost free*	‹ 0,1	🟢
Schweineohr; *Back-Factory*	0	🟢
Streuselteig, Backmischung; *Dr. Oetker*	0	🟢
Tarte au Chocolat, Backmischung; *Dr. Oetker*	‹ 0,1	🟢
Toast-Waffeln; *Lieken Urkorn*	Spuren	🟢
Tortina Nuss-Sand-Kuchen, Backmischung; *Dr. Oetker*	‹ 0,1	🟢
Vanille Kipferl, Backmischung; *Dr. Oetker*	0	🟢
Vanille-Berliner; *Back-Factory*	Spuren	🟢
Waffelhörnchen; *Bofrost free*	‹ 0,1	🟢
Wiener Herzen; *Manner*	Spuren	🟢
Winter Bratapfel Kuchen, Backmischung; *Dr. Oetker*	0	🟢
Zitronen Kastenkuchen; *Dr. Oetker*	‹ 0,1	🟢
Zitronencremeschnitten; *Manner*	Spuren	🟢

Dessertpulver

Aranca Aprikose-Maracuja; *Dr. Oetker*	0,05	🟢
Aranca Mandarine; *Dr. Oetker*	0,05	🟢

Lebensmittel (verzehrbarer Anteil pro 100 g)	Laktose (Durchschnitts- wert) g	Bewertung des Laktose- gehalts
Aranca Zitrone; *Dr. Oetker*	0,05	🟢
Crème Brûlée; *Dr. Oetker*	0	🟢
Dessert-Soße Schokolade ohne Kochen; *Dr. Oetker*	0	🟢
Dessert-Soße Vanille-Geschmack ohne Kochen, Trockenmischung; *Dr. Oetker*	0,06	🟢
Dessert-Soße Vanille-Geschmack zum Kochen; *Dr. Oetker*	0	🟢
Gala Feiner Schokoladen-Pudding; *Dr. Oetker*	‹ 0,1	🟢
Gala Karamell; *Dr. Oetker*	0	🟢
Gala Schoko-Mandel; *Dr. Oetker*	0	🟢
Gala Vanille-Mandel; *Dr. Oetker*	0	🟢
Garant Grieß Creme Pudding; *Dr. Oetker*	0	🟢
Garant Schokolade Creme Pudding; *Dr. Oetker*	0	🟢
Garant Vanille Creme Pudding; *Dr. Oetker*	0	🟢
Götterspeise Himbeer-Geschmack; *Dr. Oetker*	0	🟢
Götterspeise Instant Kirsch-Geschmack; *Dr. Oetker*	0	🟢
Götterspeise Instant Waldmeister-Geschmack; *Dr. Oetker*	0	🟢
Götterspeise Waldmeister-Geschmack; *Dr. Oetker*	0	🟢
Götterspeise Zitronen-Geschmack; *Dr. Oetker*	0	🟢
Grießbrei mit Pekannüssen aus Arizona; *Dr. Oetker*	0	🟢
Hafergenuss mit Bourbon-Vanille; *Dr. Oetker*	0	🟢
Kaltschale Ananas-Maracuja-Geschmack; *Dr. Oetker*	0	🟢
Kaltschale Erdbeere; *Dr. Oetker*	0	🟢
Kaltschale Himbeer-Johannisbeer; *Dr. Oetker*	0	🟢

Lebensmittel (verzehrbarer Anteil pro 100 g)	Laktose (Durchschnitts-wert) g	Bewertung des Laktose-gehalts
Milchreis mit Bourbon-Vanille aus Madagaskar; *Dr. Oetker*	0	🟢
Original Pudding Erdbeer; *Dr. Oetker*	0	🟢
Original Pudding feinherbe Schokolade; *Dr. Oetker*	0	🟢
Original Pudding Mandel; *Dr. Oetker*	0	🟢
Original Pudding Sahne; *Dr. Oetker*	0	🟢
Original Pudding Schokolade; *Dr. Oetker*	0	🟢
Original Pudding Vanille; *Dr. Oetker*	0	🟢
Panna Cotta; *Dr. Oetker*	0	🟢
Paradies Creme Milchkaffee; *Dr. Oetker*	0	🟢
Pudding aus Raspeln feinherb; *Dr. Oetker*	< 0,1	🟢
Quarkfein Erdbeer-Geschmack; *Dr. Oetker*	< 0,1	🟢
Quarkfein Stracciatella; *Dr. Oetker*	0	🟢
Quarkfein Vanille-Geschmack, *Dr. Oetker*	0	🟢
Quarkfein Zitrone; *Dr. Oetker*	0	🟢
Rote Grütze Himbeer-Geschmack; *Dr. Oetker*	0	🟢
Rote Grütze Himbeer-Geschmack, mit Sago; *Dr. Oetker*	0	🟢
Rotweincreme; *Dr. Oetker*	0	🟢
Süße Mahlzeit Milchreis Apfel-Zimt; *Dr. Oetker*	0	🟢
Süße Mahlzeit Pfannkuchen; *Dr. Oetker*	0	🟢
Süße Mahlzeit Schokino Püfferchen; *Dr. Oetker*	< 0,1	🟢

Desserts verzehrfertig

Götterspeise Himbeer-Geschmack; *Dr. Oetker*	0	🟢
Götterspeise Sunny Island; *Dr. Oetker*	0	🟢
Götterspeise Very Cherry; *Dr. Oetker*	0	🟢

Lebensmittel (verzehrbarer Anteil pro 100 g)	Laktose (Durchschnittswert) g	Bewertung des Laktosegehalts
Götterspeise Waldmeister-Geschmack; *Dr. Oetker*	0	🟢
Kirsch Grütze; *Dr. Oetker*	0	🟢
Rote Grütze; *Dr. Oetker*	0	🟢

Backzutaten

4 Back- und Speisefarben; *Dr. Oetker*	0	🟢
4 x Gebäckschmuck; *Dr. Oetker*	0	🟢
Agar Agar Pulver; *Rapunzel*	0	🟢
Backhefe; *Alnatura*	0	🟢
Backpulver Backin mit Safran; *Dr. Oetker*	0	🟢
Backpulver Backin; *Dr. Oetker*	0	🟢
Belegkirschen; *Dr. Oetker*	0	🟢
Bittermandel Aroma; *Dr. Oetker*	0	🟢
Blattgelatine weiß; *Dr. Oetker*	0	🟢
Bourbon-Vanille-Zucker; *Dr. Oetker*	0	🟢
Bourbon Vanilleschote; *Dr. Oetker*	0	🟢
Bourbon-Vanilleschoten; *Alnatura*	0	🟢
Bourbon-Vanillezucker; *Alnatura*	0	🟢
Butter-Vanille Aroma; *Dr. Oetker*	0	🟢
Citronat; *Dr. Oetker*	0	🟢
Dekor Konfetti; *Dr. Oetker*	0	🟢
Dekor-Geleefrüchte Zitronen & Orangen; *Dr. Oetker*	0	🟢
Diät Gelier Fruchtzucker 3:1; *Dr. Oetker*	0	🟢
Edel Kuvertüre; *Dr. Oetker*	0	🟢
Einmachhilfe; *Dr. Oetker*	0	🟢
Erdbeer-Sahne Tortencreme; *Dr. Oetker*	0	🟢

Lebensmittel (verzehrbarer Anteil pro 100 g)	Laktose (Durchschnittswert) g	Bewertung des Laktosegehalts
Extra Gelierzucker 2:1; *Dr. Oetker*	0	🟢
Feine Dekorblüten; *Dr. Oetker*	0	🟢
Feine Kakao Rosen; *Dr. Oetker*	0	🟢
Feine Marzipan Decke; *Dr. Oetker*	0	🟢
Feine Marzipan Rohmasse; *Dr. Oetker*	0	🟢
Feine Marzipan Rübli; *Dr. Oetker*	0	🟢
Feine Mocca Bohnen; *Dr. Oetker*	0	🟢
Finesse Geriebene Zitronenschale; *Dr. Oetker*	0	🟢
Finesse Natürliches Bourbon-Vanille Aroma; *Dr. Oetker*	0	🟢
Finesse Natürliches Orangenschalen Aroma; *Dr. Oetker*	0	🟢
Frischhefe, Würfel; *Rapunzel*	0	🟢
Früchte Mix; *Dr. Oetker*	0	🟢
Fruttina Zitronen-Geschmack; *Dr. Oetker*	0	🟢
Gelatine rot, gemahlen; *Dr. Oetker*	0	🟢
Gelatine Fix; *Dr. Oetker*	0	🟢
Gelatine weiß, gemahlen; *Dr. Oetker*	0	🟢
Gelfix Classic 1:1; *Dr. Oetker*	0	🟢
Gelfix Extra 2:1; *Dr. Oetker*	0	🟢
Gelfix Super 3:1; *Dr. Oetker*	0	🟢
Gelierzucker für Beeren Konfitüre & Gelee; *Dr. Oetker*	0	🟢
Gelierzucker für Erdbeer Konfitüre; *Dr. Oetker*	0	🟢
Gustin Speisestärke; *Dr. Oetker*	0	🟢
Haselnuss Krokant (Beutel); *Dr. Oetker*	0	🟢
Haselnüsse gehackt/gemahlen; *Dr. Oetker*	0	🟢

Lebensmittel (verzehrbarer Anteil pro 100 g)	Laktose (Durchschnitts- wert) g	Bewertung des Laktose- gehalts
Haselnüsse, geröstet und gemahlen; *Alnatura*	0	🟢
Hausnatron; *Dr. Oetker*	0	🟢
Hefeteig Garant; *Dr. Oetker*	0	🟢
Kakao zum Backen; *Dr. Oetker*	0	🟢
Kakao, schwach entölt; *Alnatura*	0	🟢
Käse-Sahne Tortencreme; *Dr. Oetker*	0	🟢
Kokosraspeln; *Alnatura*	0	🟢
Kuchen Glasur Haselnuss; *Dr. Oetker*	‹ 0,1	🟢
Kuvertüre Chips Zartbitter; *Dr. Oetker*	0	🟢
Mandeln gehackt/gehobelt/gemahlen/ gesplittert; *Dr. Oetker*	0	🟢
Mandeln, blanchiert/gehackt/gehobelt; *Alnatura*	0	🟢
Mandeln, geröstet und gemahlen; *Alnatura*	0	🟢
Muffin Glasur gelb; *Dr. Oetker*	0	🟢
Muffin Glasur lila; *Dr. Oetker*	0	🟢
Muffin Glasur rot; *Dr. Oetker*	0	🟢
Orangeat; *Dr. Oetker*	0	🟢
Orangeat ohne Weißzucker, gewürfelt; *Rapunzel*	0	🟢
Pistazien gehackt; *Dr. Oetker*	0	🟢
Prinzessin Lillifee Glasur; *Dr. Oetker*	0	🟢
Prinzessin Lillifee Glitzerschrift; *Dr. Oetker*	0	🟢
Prinzessin Lillifee Juwelen; *Dr. Oetker*	‹ 0,1	🟢
Raspelschokolade Zartbitter; *Dr. Oetker*	0	🟢
Reinweinstein-Backpulver; *Alnatura*	0	🟢

Lebensmittel (verzehrbarer Anteil pro 100 g)	Laktose (Durchschnitts- wert) g	Bewertung des Laktose- gehalts
Rum Aroma; *Dr. Oetker*	0	🟢
Rum Rosinen; *Dr. Oetker*	0	🟢
Sahnesteif; *Dr. Oetker*	0	🟢
Sauerteig-Extrakt; *Alnatura*	0	🟢
Schlagschaum; *Dr. Oetker*	0	🟢
Schoko Dekor Blätter Zartbitter; *Dr. Oetker*	0	🟢
Schoko Ornamente Zartbitter; *Dr. Oetker*	0	🟢
Schoko Tröpfchen; *Dr. Oetker*	0	🟢
Schoko-Sahne Tortencreme; *Dr. Oetker*	< 0,1	🟢
Schokotropfen, zartbitter; *Rapunzel*	Spuren	🟢
Speisestärke; *Alnatura*	0	🟢
Super Gelierzucker 3:1; *Dr. Oetker*	0	🟢
Tortenguss Erdbeer; *Dr. Oetker*	0	🟢
Tortenguss fix klar; *Dr. Oetker*	0	🟢
Tortenguss fix mit Erdbeer-Geschmack; *Dr. Oetker*	0	🟢
Tortenguss fix rot; *Dr. Oetker*	0	🟢
Tortenguss klar; *Dr. Oetker*	0	🟢
Tortenguss rot; *Dr. Oetker*	0	🟢
Tortenguss, gezuckert, klar; *Dr. Oetker*	0	🟢
Tortenguss, gezuckert, rot; *Dr. Oetker*	0	🟢
Trockenbackhefe; *Dr. Oetker*	0	🟢
Trockenhefe; *Rapunzel*	0	🟢
Vanillepulver Bourbon; *Rapunzel*	0	🟢
Vanillezucker Bourbon; *Rapunzel*	0	🟢
Vanillin-Zucker; *Dr. Oetker*	0	🟢
Zartbitterkuvertüre, Riegel; *Rapunzel*	Spuren	🟢

Lebensmittel (verzehrbarer Anteil pro 100 g)	Laktose (Durchschnittswert) g	Bewertung des Laktosegehalts
Zartbitterkuvertüre; *Rapunzel*	Spuren	🟢
Zitronat ohne Weißzucker, gewürfelt; *Rapunzel*	0	🟢
Zitronen Aroma; *Dr. Oetker*	0	🟢
Zitronensäure; *Dr. Oetker*	0	🟢
Zucker Streusel; *Dr. Oetker*	0	🟢
Zuckerguss Classic; *Dr. Oetker*	0	🟢

Fertiggerichte

1-2-3 Chef Frites; *McCain*	Spuren	🟢
1-2-3 Frites Original; *McCain*	Spuren	🟢
1-2-3 Golden Longs; *McCain*	Spuren	🟢
1-2-3 Southern; *McCain*	Spuren	🟢
Asia-Gemüse; *Iglo*	Spuren	🟢
Asiatische Bratnudeln; *Bofrost*	Spuren	🟢
Backofen Knusper Pommes; *Bofrost*	0	🟢
Backofen Kroketten; *Bofrost*	0	🟢
Baguette Knoblauchbutter; *Meggle*	0,1	🟢
Baguette Kräuterbutter; *Meggle*	0,1	🟢
Balkan Reis-Pfanne; *Bofrost*	0	🟢
Bami Goreng; *Frosta*	0	🟢
Bayerischer Kartoffelsalat; *Nadler*	0	🟢
Bayrischer Mini-Leberkäs; *Bofrost*	0	🟢
Bratkartoffel Hähnchen Pfanne; *Frosta*	Spuren	🟢
Calamares im Backteig; *Iglo*	Spuren	🟢
Cevapcici; *Iglo*	Spuren	🟢
Chicken Chips; *Bofrost*	Spuren	🟢
Chicken Nuggets; *Bofrost free*	‹ 0,1	🟢

Lebensmittel (verzehrbarer Anteil pro 100 g)	Laktose (Durchschnittswert) g	Bewertung des Laktosegehalts
Chicken Nuggets; *Iglo*	Spuren	🟢
Country Potatoes, Classic; *McCain*	Spuren	🟢
Country Potatoes, Sour Cream Style; *McCain*	Spuren	🟢
Crispy Chicken Original; *Iglo*	Spuren	🟢
Currywurst; *Bofrost*	Spuren	🟢
Der kleine Delikatess Fleischsalat; *Nadler*	0	🟢
Dip Hot Salsa; *Chio*	0	🟢
Farmers Gemüse; *Iglo*	Spuren	🟢
Farmersalat; *Nadler*	0	🟢
Fettuccine Hähnchen; *Frosta*	0,2	🟢!
Filegro Müllerin Art; *Iglo*	Spuren	🟢
Filegro Paprika-Kräuter; *Iglo*	Spuren	🟢
Filegro Tomate-Basilikum Marinade; *Iglo*	Spuren	🟢
Fischburger; *Iglo*	Spuren	🟢
Fischstäbchen; *Iglo*	Spuren	🟢
Fleischsalat; *MinusL*	‹ 0,1	🟢
Frischer Krautsalat; *Nadler*	0	🟢
Gemüse Pfanne Sommergarten; *Frosta*	0,02	🟢
Gemüse-Ideen Asia Wok Mix; *Iglo*	Spuren	🟢
Gemüse-Ideen Bauernpfanne; *Iglo*	Spuren	🟢
Gemüse-Ideen Griechische Pfanne; *Iglo*	Spuren	🟢
Gemüse-Ideen Thai Pfanne; *Iglo*	Spuren	🟢
Gemüsestäbchen; *Iglo*	Spuren	🟢
Hähnchen »Cordon bleu«; *Bofrost free*	‹ 0,1	🟢
Hähnchen Curry; *Frosta*	0	🟢
Hähnchen Geschnetzeltes; *Frosta*	0,2	🟢!

Lebensmittel (verzehrbarer Anteil pro 100 g)	Laktose (Durchschnittswert) g	Bewertung des Laktosegehalts
Hähnchen-Sahne-Geschnetzeltes mit Bandnudeln; *Bofrost free*	‹ 0,1	🟢
Hähnchen-Sahne-Geschnetzeltes mit Bandnudeln; *MinusL*	‹ 0,1	🟢
Heringsfilet nach Matjesart; *Nadler*	0	🟢
Hühnerfrikassee mit Gemüse-Reis; *MinusL*	‹ 0,1	🟢
India Tandoori; *Frosta*	0,5	🟢 !
Joghurt Dressing; *MinusL*	‹ 0,1	🟢
Kartoffelklöße; *Bofrost*	0	🟢
Kartoffelsalat mit Ei und Gurke; *Nadler*	0	🟢
Kartoffelsuppe mit Wiener Würstchen; *Bofrost*	0	🟢
Kroketten; *McCain*	Spuren	🟢
Lachsfilet-Stäbchen; *Iglo*	Spuren	🟢
Lasagne Bolognese; *Frosta*	0,8	🟢 !
Maccaroni-Auflauf; *Bofrost free*	‹ 0,1	🟢
Matjessalat; *Nadler*	0	🟢
Maultaschen; *Bofrost free*	‹ 0,1	🟢
Maultaschen-Gemüse-Pfanne; *Bofrost*	Spuren	🟢
Minestrone; *Frosta*	Spuren	🟢
Mini-Kräuterschnitzel; *Bofrost*	Spuren	🟢
Nasi Goreng; *Frosta*	0	🟢
Nudelsalat mit Mandarine; *Nadler*	0	🟢
Original Nürnberger Rostbratwürstl; *Bofrost*	0	🟢
Original schwäbische Eierspätzle; *Bofrost*	Spuren	🟢
Original schwäbische Schupfnudeln; *Bofrost*	0	🟢
Paella; *Frosta*	0,01	🟢
Pazifische Scholle Sylter Art; *Iglo*	Spuren	🟢

Lebensmittel (verzehrbarer Anteil pro 100 g)	Laktose (Durchschnittswert) g	Bewertung des Laktosegehalts
Penne Formaggi; *Bofrost free*	< 0,1	🟢
Penne Pomodori; *Bofrost free*	< 0,1	🟢
Penne-Pfanne mit Erbsen und Putenschinken; *MinusL*	< 0,1	🟢
Pizza Grillgemüse Original Balance laktosefrei*; *Wagner*	< 0,1	🟢
Pizza Putenschinken Original Balance laktosefrei*; *Wagner*	< 0,1	🟢
Reibekuchen; *Bofrost*	0	🟢
Rigatoni Pecorino Tomate; *Frosta*	Spuren	🟢
Rindergulasch mit Spirelli; *Bofrost free*	< 0,1	🟢
Risotto Primavera; *Frosta*	0,09	🟢
Rösti; *McCain*	Spuren	🟢
Sahne-Heringsfilets; *MinusL*	< 0,1	🟢
Salami-Pizza; *Bofrost free*	< 0,1	🟢
Schlemmer-Filet à la Bordelaise »Classic«; *Iglo*	Spuren	🟢
Schlemmer-Filet Champignon; *Iglo*	Spuren	🟢
Schnittfrischer Gurkensalat; *Nadler*	0	🟢
Seelachsfilet, paniert; *Bofrost free*	< 0,1	🟢
Soja-Burger Gemüse; *Provamel*	0	🟢
Soja-Schnitzel mit Champignon-Füllung; *Provamel*	0	🟢
Soja-Schnitzel Wiener Art; *Provamel*	0	🟢
Spaghetti Bolognese; *Bofrost free*	< 0,1	🟢
Spätzle-Pfanne; *Frosta*	Spuren	🟢
Steakhouse Kartoffelsalat; *Nadler*	0	🟢
Suppengemüse; *Iglo*	Spuren	🟢

Lebensmittel (verzehrbarer Anteil pro 100 g)	Laktose (Durchschnittswert) g	Bewertung des Laktosegehalts
Tagliatelle Wildlachs; *Frosta*	0,5	🟢 !
Tomatensuppe Toskana; *Frosta*	0,2	🟢 !
Tortellini in Sahnesoße; *Bofrost free*	< 0,1	🟢
Tortellini mit Käse-Sahne-Sauce; *MinusL*	< 0,1	🟢
Viva Asia!, Bami Goreng; *Iglo*	Spuren	🟢
Viva Asia!, Nasi Goreng; *Iglo*	Spuren	🟢
Viva España!, Hähnchen Paella; *Iglo*	Spuren	🟢
Wiener Schnitzel vom Schwein; *Bofrost free*	< 0,1	🟢
Wildlachs in Blätterteig; *Frosta*	0,4	🟢 !

Essen außer Haus

Lebensmittel	Laktose	Bewertung
Alaska-Seelachs, gebacken, mit Kartoffelsalat (ohne Remouladensauce); *Nordsee*	Spuren	🟢
Apfeltasche; *McDonald's*	Spuren	🟢
Balsamico-Dressing; *Nordsee*	Spuren	🟢
Balsamico Dressing, fettreduziert; *McDonald's*	Spuren	🟢
Barbeque Dip; *KFC*	Spuren	🟢
Beach Smoothie; *dean&david*	Spuren	🟢
Berglinseneintopf; *dean&david*	Spuren	🟢
Chicken Nugget Burger; *Burger King*	Spuren	🟢
Chicken Nuggets; *Burger King*	Spuren	🟢
Chickenburger mit Chilisauce; *McDonald's*	Spuren	🟢
Chicken-Mangocurry; *dean&david*	Spuren	🟢
Cocktailgarnelen-Pfännchen (ohne Baguette); *Nordsee*	Spuren	🟢
Coleslaw; *KFC*	Spuren	🟢
Couscous Oriental; *dean&david*	Spuren	🟢
Crispy Strips; *KFC*	Spuren	🟢

Lebensmittel (verzehrbarer Anteil pro 100 g)	Laktose (Durchschnittswert) g	Bewertung des Laktosegehalts
Dip Pot, Barbeque Sauce; *Burger King*	Spuren	🟢
Dip Pot, Mild Curry Sauce; *Burger King*	Spuren	🟢
Dip Pot, Sweet and Sour Sauce; *Burger King*	Spuren	🟢
Double Whopper; *Burger King*	Spuren	🟢
Filet Bites; *KFC*	Spuren	🟢
Fischpfanne »Mediterran«; *Nordsee*	Spuren	🟢
Fischpfanne »Portofino«; *Nordsee*	Spuren	🟢
Französisches Landbrot; *dean&david*	Spuren	🟢
Fruchttüte; *McDonald's*	Spuren	🟢
Garnelen-Box, ohne Sauce; *Nordsee*	Spuren	🟢
Garnelenschale (ohne Baguette); *Nordsee*	Spuren	🟢
Gartensalat; *McDonald's*	Spuren	🟢
Graved-Sauce; *Nordsee*	Spuren	🟢
Grilled Chicken Salad; *KFC*	Spuren	🟢
Große Matjesplatte, Rauchmatjes- und Gourmetmatjesdoppelfilet, dazu Bratkartoffeln und Bohnen mit Speck (ohne Sylter Sauce); *Nordsee*	Spuren	🟢
Hamburger; *Burger King*	Spuren	🟢
Hamburger; *McDonald's*	Spuren	🟢
Heißer Backfisch; *Nordsee*	Spuren	🟢
Hot Chili Double; *Burger King*	Spuren	🟢
Hot Wings; *KFC*	Spuren	🟢
Karotten-Kokos-Ingwersuppe; *dean&david*	Spuren	🟢
Kartoffel-Box, ohne Sauce; *Nordsee*	Spuren	🟢
Ketchup; *McDonald's*	0	🟢
Kräuterdressing mit Senf; *Nordsee*	Spuren	🟢

Lebensmittel (verzehrbarer Anteil pro 100 g)	Laktose (Durchschnittswert) g	Bewertung des Laktosegehalts
Lachsfilet vom Grill, mit Petersilienkartoffeln (ohne Sauce Hollandaise); *Nordsee*	Spuren	🟢
Mayonnaise; *KFC*	Spuren	🟢
Mayonnaise; *McDonald's*	0	🟢
McRib; *McDonald's*	Spuren	🟢
Mexican Salsa Dip; *KFC*	Spuren	🟢
Onion Rings; *Burger King*	0	🟢
Paella; *Nordsee*	Spuren	🟢
Party Bucket; *KFC*	Spuren	🟢
Pizzateig; *Joey's*	Spuren	🟢
Pommes Frites; *Burger King*	0	🟢
Pommes Frites; *KFC*	0	🟢
Pommes Frites; *McDonald's*	0	🟢
Pommes frites (»Chips«), ohne Sauce; *Nordsee*	Spuren	🟢
Pommes Frites Sauce; *Burger King*	Spuren	🟢
Red Thai Chickencurry; *dean&david*	Spuren	🟢
Rote Grütze ohne Sahnesauce Vanillegeschmack; *Nordsee*	Spuren	🟢
Salad Dressing Balsamico; *Burger King*	Spuren	🟢
Salad, Delight; *Burger King*	0	🟢
Salad, Grilled Chicken; *Burger King*	Spuren	🟢
Schollenfilet vom Grill, Heilbuttschollenfilet, dazu Bratkartoffeln mit Speck (ohne Sauce Hollandaise); *Nordsee*	Spuren	🟢
Schollenfilet vom Grill, Pazifisches Schollenfilet, dazu Bratkartoffeln mit Speck (ohne Sauce Hollandaise); *Nordsee*	Spuren	🟢

Lebensmittel (verzehrbarer Anteil pro 100 g)	Laktose (Durchschnittswert) g	Bewertung des Laktosegehalts
Schollenfilet, Pazifisches Schollenfilet gebacken, dazu Bratkartoffeln mit Speck (ohne Remouladensauce); *Nordsee*	Spuren	🟢
Seelachsfilet vom Grill, dazu Bratkartoffeln mit Speck (ohne Remouladensauce); *Nordsee*	Spuren	🟢
Smacker; *KFC*	Spuren	🟢
»Spezialität des Hauses« Kabeljau/Steinbeißer/Garnele, dazu Bratkartoffeln mit Speck (ohne Kräuterbutter-Rosetten); *Nordsee*	Spuren	🟢
Sunrise Smoothie; *dean&david*	Spuren	🟢
Supersonic Smoothie; *dean&david*	Spuren	🟢
Sweet & Sour Dip; *KFC*	Spuren	🟢
Tabouleh-Salat; *dean&david*	Spuren	🟢
Thai Zitronengrassuppe; *dean&david*	Spuren	🟢
Thunfisch Bolognese; *Nordsee*	Spuren	🟢
Tomaten-Ketchup; *Burger King*	0	🟢
Tomaten-Ketchup; *KFC*	0	🟢
Tomaten-Kräuter-Sauce; *Nordsee*	Spuren	🟢
Tomatensauce; *Joey's*	0	🟢
Tomatensuppe; *dean&david*	Spuren	🟢
Twister; *KFC*	Spuren	🟢
Vegetarisches Peanut Curry; *dean&david*	Spuren	🟢
Vegetarisches Yellow Thai Curry; *dean&david*	Spuren	🟢
Whopper Junior; *Burger King*	Spuren	🟢
Whopper; *Burger King*	Spuren	🟢
Yellow Thai Beefcurry; *dean&david*	Spuren	🟢
Zinger; *KFC*	Spuren	🟢

Laktosearme und laktosefreie Gerichte

Laktosefreie Varianten einiger beliebter milchhaltiger Rezepte finden Sie ab Seite 81. Aber im oft hektischen Alltag können wir einfach nicht immer zwischendurch in Ruhe kochen und gemütlich essen. Manchmal bleibt nicht einmal Zeit, sich morgens die Brotzeitbox zu füllen. Deshalb lesen Sie hier zunächst, wie Sie auch unterwegs gut über die Runden kommen.

Beliebte Snacks für unterwegs

Unterwegs muss es häufig schnell gehen. Wie gut, dass es mittlerweile fast überall schnelles Essen auf die Hand gibt. Mit ein wenig Übung, Ausprobieren und Nachfragen können Sie sich Ihre persönliche Hitliste der laktosearmen Außer-Haus-Gerichte zusammenstellen.

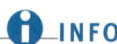**INFO**

Eine Orientierung, wie die beliebtesten Snacks einzuordnen sind und worauf Sie achten sollten, finden Sie auf den folgenden Seiten. Beachten Sie dabei, dass die Toleranzgrenze für Laktose individuell verschieden ist und die Rezepte der Gastronomen variieren.

Der Renner: Pizza

Laktose kann im Pizzateig stecken, falls er mit Milch oder Quark hergestellt wurde, meist sind aber nur Mehl, Wasser, Salz und Öl drin. Fragen Sie nach! Die Tomatensauce sollte tiefrot sein, also keine Sahne enthalten. Wenn es sich um eine Fertigsauce handelt, können Spuren von Laktose enthalten sein. Viel Auswahl haben Sie beim Belag: frische Gemüsesorten, frische Pilze, Sardellen und Schinken natur, Kapern, Oliven (ohne Füllung!). Auf Wurst sollten Sie wegen der unberechenbaren Inhaltsstoffe verzichten. Den Käse können Sie weglassen, die Menge reduzieren – oder Sie fragen, ob ein lang gereifter Hartkäse zu haben ist.

Belegte Brötchen

Aus den Auslagen beim Bäcker oder in der Bahnhofsunterführung lachen sie uns verlockend entgegen: Brötchen, Baguettebrötchen, Sandwiches, Fladenbrote, Wraps und Brezeln … mit bunten Füllungen aus Salatblättern, Paprika, Schinken, Käse, Ei und Co. Hier ist ganz wichtig zu wissen, was drin ist: Wurde die Brotgrundlage vorm Belegen mit Butter, Butteraufstrich oder Remoulade bestrichen? (Remoulade ist eine Kräutermayonnaise, die üblicherweise aus Öl, Eigelb, Kräutern, Senf, Zucker und Salz besteht; je nach Rezept kann aber auch Laktose enthalten sein.) Sie kennen mittlerweile aus Erfahrung Ihre verträgliche Laktosemenge und können einschätzen, ob das für Sie zu viel des Guten ist.

Gängige Beläge sind Salat, Tomaten und Paprika, Salami, Schinken, Käse und Ei. Wählen Sie hier je nach Ihrer persönlichen Verträglichkeitsmenge aus. Wenn Sie wenig Laktose vertragen, können Sie zum Beispiel ein Baguette probieren, das dünn mit Butter bestrichen und mit rohem Schinken oder Ei belegt ist.

Fragen Sie aber auch bei den Brötchen genauer nach: Manche werden vor dem Backen mit Laktose behandelt, damit sie schön braun werden, oder der Teig enthält bereits Laktose. Wer schon auf kleinste Mengen reagiert, muss hier vorsichtig sein. Am besten fragen Sie den Bäcker danach, ob Brötchen, Belag und Remoulade Laktose enthalten. Er muss diese Informationen für Sie einsehbar vorliegen haben (siehe Seite 14).

Grillhähnchen

Eigentlich sieht es ganz harmlos aus, das knusprig braune
Huhn am Spieß. Aber es ist mit Vorsicht zu genießen: In
der zuvor aufgebrachten Gewürzmischung kann Laktose
stecken. Entweder Sie fragen also, ob Sie die Packung der
Gewürzmischung einmal sehen dürfen. Oder Sie gehen
das Risiko ein und probieren einfach. Vielleicht vertragen
Sie es auch ganz ohne Probleme!

Bratwurst und Co.

Eigentlich unproblematisch, sollte man meinen. Aber auch
hier kann sich Laktose verstecken: Sie kann dem Bratwurst-
teig zugesetzt sein, um eine bessere Bräunung zu erreichen.
Würzmischungen können ebenfalls Laktose enthalten,
und auch im Brötchen kann sie sich verbergen. Wenn Sie
ein wenig Laktose vertragen, können Sie ausprobieren, ob
Ihnen die Wurst an Ihrer Lieblingsbude bekommt. Der
Idealfall ist eine Bratwurst vom Metzger, denn der weiß, was
in der Wurst (und in seinen anderen Produkten, die
auf einem Brötchen gut schmecken) drin ist.
Das Gleiche gilt für die beliebte Currywurst. Da hier viel
Sauce dabei ist und der Wurstteig viele verschiedene Zutaten enthält, sollten Sie vorsichtig ausprobieren, was und
wie viel Ihnen bekommt.

Fischbrötchen

Hier ist es ähnlich wie beim belegten Brötchen (siehe
Seite 77): Mögliche Quellen für versteckte Laktose sind
das Brötchen selbst, Butter, Remoulade und gegebenenfalls die Panade des Fischs. Wenn Sie unpanierten Fisch
nehmen, sind Sie damit sicherer unterwegs, was den
Laktosegehalt angeht. Gleichzeitig entscheiden Sie sich
auch für die gesündere Alternative, da die Panade viel
Fritteusenfett aufnimmt.

Hamburger

Brötchen, Käse, Sauce und Hackfleischmischung sind hier die Komponenten, die Laktose enthalten können. Es kann aber genauso gut sein, dass alle diese Bestandteile des Hamburgers nahezu oder ganz laktosefrei sind. Probieren Sie einfach mal aus, ob Sie den Burger vertragen. Die klassischen Hamburger der beiden größten Fastfoodketten sind beispielsweise nach den Angaben der Hersteller in allen Teilen laktosefrei.

Pommes frites

Goldgelb liegen sie da und verführen zum schnellen Snack für zwischendurch oder unterwegs. Eigentlich sollte außer Öl und Kartoffeln nichts drinstecken. Manchmal jedoch sind die Pommes bereits gewürzt, und Laktose kann ein Bestandteil der Würzmischung sein. Falls die Pommes aus Kartoffelpüree hergestellt sind, könnte Laktose bereits im Teig enthalten sein (sie sorgt für appetitliche Bräune). Fragen Sie nach: Wenn es sich um aus Kartoffeln geschnittene Pommes handelt, die vor dem Frittieren nicht gewürzt wurden, können Sie zugreifen.

Döner im Brot

Döner ist etwas für »Fortgeschrittene«: Wenn Sie bereits herausgefunden haben, dass Sie eine gewisse Menge an Laktose vertragen, können Sie es ausprobieren. Was sich da am Standgrill dreht, ist nämlich nicht einfach Fleisch pur: Die einzelnen Lagen wurden zuvor mariniert, oftmals in einer joghurthaltigen oder auch milchhaltigen Sauce. Außerdem kann ein Anteil Hackfleisch enthalten sein – mit weiteren unberechenbaren Zutaten. Die Döner-Fleischblöcke werden in großen Firmen hergestellt und grillfertig an die Verkäufer ausgeliefert.

Auch bei den Dönersaucen ist Vorsicht geboten: Die weiße Knoblauchsauce ist auf Joghurtbasis gemixt, und ebenso wie die dunkelrote scharfe Sauce kann sie auch Laktose enthalten, die aus der Gewürzmischung stammt. Fragen Sie nach, was in der roten Sauce drin ist; manchmal ist sie auf Joghurtbasis hergestellt, manchmal besteht sie aber auch nur aus Tomaten, Paprika und Gewürzen. Zu guter Letzt kann auch das Fladenbrot unter Verwendung von Joghurt oder Milch hergestellt sein. Es gibt sehr viele verschiedene Dönerrezepte, da hilft nur Nachfragen und Ausprobieren.

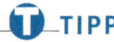 **TIPP**

Wenn Sie Döner (oder die griechische Version Gyros) lieben, dann bereiten Sie es doch mal zu Hause in der Pfanne oder auf dem Grill zu – mit selbst gewürztem Fleisch, Fladenbrot vom Bäcker oder aus dem eigenen Ofen und Saucen, deren Zutaten Sie kennen. Auch Kinder oder Partygäste werden begeistert sein! Rezepte finden Sie im Internet unter: www.kuechengoetter.de

Frisch aus der Sushi-Bar

Frischer, roher Fisch oder Gemüse, in Reis und eventuell noch in ein Blatt Nori-Algen gerollt – fertig ist eine köstliche Kombination, die in der Regel auch laktosefrei ist (in Japan ist die Laktoseintoleranz sehr weit verbreitet). Nur bei Omelett-Bestandteilen sollten Sie darauf achten, dass sie nicht mit Milch zubereitet wurden, einem echten Sushimeister kommt Milch aber eigentlich nicht in die Pfanne. Natürlich sollten Sie auch auf Frischkäsefüllungen verzichten. Sojasauce und pikante Ingwerscheibchen, die zum Würzen gereicht werden, enthalten normalerweise ebenfalls keine Laktose – auch hier können Sie nachfragen oder sich die Packung zeigen lassen. Die scharfe grüne Wasabipaste ist mit Vorsicht zu genießen, da sie verschiedenste Zutaten enthält, unter anderem meist Sorbit (siehe Seite 20).

Rezepte ohne Laktose

Im Folgenden finden Sie altbekannte Rezepte, die klassischerweise Milch oder Milchprodukte enthalten. Hier gibt es sie jedoch als laktosefreie Varianten, sodass Sie direkt ab Phase 1 (Karenzphase) den Kochlöffel schwingen können. Ab Phase 2 (Testphase) können Sie die Milchalternativen wie Reismilch und Co je nach Menge ganz oder teilweise durch normale Milch beziehungsweise laktosehaltigen Joghurt oder laktosehaltige Sahne ersetzen.

Wenn Sie mögen, können Sie ab Phase 1 auch laktosefreie Milchprodukte verwenden.

Schokocreme fürs Brot

ZUTATEN: **Für 1 großes Vorratsglas von ca. 450 ml:** *120 g gemahlene Mandeln, 100 g Margarine ohne Laktose, 55 g reines Mandelöl (Naturkost- oder Asialaden), 75 g Zucker, 20 g reines Kakaopulver (schwach entölt), 3 TL Speisestärke, 3 EL Mandelmilch*

1. Die Mandeln in einer tiefen Pfanne ohne Fett einige Minuten unter ständigem Rühren anrösten, bis sie leicht braun werden. In einen Topf geben.
2. Die Margarine, das Öl, den Zucker und das Kakaopulver hinzufügen und auf kleiner Flamme erwärmen, dabei stetig mit dem Schneebesen oder Holzlöffel verrühren.
3. Die Speisestärke in der Mandelmilch auflösen und die Mischung zur Schokomasse geben. So lange weiterrühren, bis sich der Zucker vollständig gelöst hat und eine homogene Masse entstanden ist. Diese in das heiß ausgespülte und gründlich abgetrocknete Glas füllen und gut verschließen.

TIPP: Die Schokocreme hält sich im Kühlschrank etwa 1 bis 2 Wochen. Achten Sie darauf, immer ein sauberes Messer zur Entnahme zu verwenden.

Schokopudding

ZUTATEN: Für 4 Puddingförmchen: *40 g Speisestärke, 500 ml Reismilch, 50 g Zucker, 20 g Kakaopulver, Saft von 1 Orange, 30 g milchfreie Schokolade (70–85 % Kakaogehalt)*

1. Die Stärke mit dem Schneebesen in der Reismilch auflösen. Mit dem Zucker, dem Kakaopulver und dem Orangensaft in einem Topf kurz aufkochen lassen.
2. Die Schokolade hinzugeben, bei schwacher Hitze unter ständigem Rühren 5 Minuten andicken lassen.
3. Vom Herd nehmen und abkühlen lassen. Nach Belieben auf 4 kalt ausgespülte Puddingförmchen verteilen.

Schoko-Cranberry-Muffins

ZUTATEN: Für 6 Muffins: *125 g Weizenmehl, 1,5 TL Backpulver, 75 g Zucker, 50 g Hafermilch, 35 ml Rapsöl, 50 g milchfreie Schokolade (70–85 % Kakaogehalt), 50 g getrocknete Cranberrys; evtl. Rapsöl für die Form*

1. Den Backofen auf 180 °C (Umluft 160 °C) vorheizen. 6 Mulden des Muffinblechs mit Papierförmchen auskleiden oder mit etwas Rapsöl auspinseln.
2. Mehl und Backpulver in eine Schüssel sieben. Zucker, Milch und Öl zugeben und alles mit dem Handrührgerät zu einem glatten, dickflüssigen Teig verarbeiten.
3. Die Schokolade hacken und mit den Cranberrys unter den Teig ziehen. Diesen auf die 6 Mulden verteilen. 25 Minuten auf der mittleren Schiene backen, anschließend auf einem Kuchengitter auskühlen lassen.

Himbeer-Shake

ZUTATEN: Für 2 Gläser: *300 ml Reismilch, 200 g Himbeeren (oder anderes Obst; frisch oder TK)*

1. Die Milch und die Himbeeren im Mixer pürieren.
2. Auf zwei Gläser verteilen. Im Sommer schmeckt es mit Eiswürfeln und einem Spritzer Zitronensaft.

Kokosmilchreis Tropicana

ZUTATEN: Als süßes Hauptgericht (4 Portionen):
400 g Milchreis, 400 ml Kokosmilch, 4 TL Zucker

1. Den Reis in einem Topf mit 800 ml Wasser und der Kokosmilch unter gelegentlichem Rühren kurz aufkochen. Bei mittlerer Hitze ca. 20 Minuten köcheln, bis die Flüssigkeit vollständig aufgenommen ist.
2. Zum Schluss den Zucker unterrühren.

Dazu passt: Apfelmus, Zimt und Zucker, Mangopüree oder frische Ananas.

Herzhaftes Kartoffel-Zucchini-Gratin

ZUTATEN: Für 4 Portionen: *1400 g Kartoffeln, 3 kleine Zucchini, 2 EL Kartoffelstärke, 600 ml Reismilch, frischer Thymian, Pfeffer, Salz, frisch geriebene Muskatnuss, 50 g mittelalter geriebener Gouda; Margarine ohne Laktose für die Form*

1. Die Kartoffeln schälen, die Zucchini waschen und putzen. Die Kartoffeln in dünne Scheiben hobeln, die Zucchini in etwas dickere Scheiben hobeln oder schneiden. Den Backofen auf 230 °C (Umluft 210 °C) vorheizen.
2. Die Stärke mit dem Schneebesen in die Reismilch rühren. Die Reismilchmischung in einer tiefen Pfanne unter Rühren kurz aufkochen. Die Kartoffeln hinzugeben und alles bei geschlossenem Deckel 10 Minuten köcheln lassen.
3. Eine kleine Auflaufform (ca. 25 x 20 cm) fetten, Kartoffeln und Zucchini hineingeben. Thymian abbrausen, die Blättchen abzupfen. Das Gemüse mit Thymian, Salz, Pfeffer und Muskatnuss würzen. Auf der mittleren Schiene im vorgeheizten Backofen rund 40 Minuten backen. 10 Minuten vor Ende der Backzeit den Gouda über das Gratin streuen.

Dazu passt: frischer Salat, gedünsteter/gebratener Fisch.

Karotten-Quiche mit Schinken

ZUTATEN: Für 4–6 Portionen: *125 g eiskalte Margarine ohne Laktose, 4 Eier, ½ TL Salz, 220 g Mehl, 350 g Möhren, einige Zweige frischer Thymian, 2 EL Rapsöl, frisch gemahlener Pfeffer, 200 g Reis-Cuisine (Sahne-Ersatz auf Reisbasis), 150 g geriebener Bergkäse, Greyerzer oder mittelalter Gouda, 200 g Schinkenspeck in Würfeln; Margarine ohne Laktose für die Form*

1. Die Margarine und 2 Eier mit dem Salz und 200 g Mehl in einer Schüssel mit den Händen oder dem Handrührgerät zügig zu einem Teig verkneten. Nur so lange kneten wie nötig! Die Teigkugel anschließend in Frischhaltefolie wickeln und etwa 30 Minuten in den Kühlschrank legen.

2. Inzwischen die Möhren waschen, putzen, abbürsten oder schälen und in dünne Scheiben schneiden. Den Thymian abbrausen, trockenschütteln und die Blättchen abzupfen. Das Öl in einer Pfanne erhitzen, die Möhren darin rund 5 Minuten bei starker Hitze anbraten. Mit Salz, Pfeffer und Thymian würzen und die Pfanne vom Herd nehmen.

3. Den Backofen auf 190 °C vorheizen (Umluft 170 °C).

4. Die Reis-Cuisine in einer Schüssel mit dem restlichen Mehl und den beiden übrigen Eiern gut verquirlen. Dann 75 g Käse unterrühren und die Mischung salzen und pfeffern.

5. Eine Tarteform (27 cm) mit Margarine auspinseln. Den Teig mit einem Esslöffel gleichmäßig darin verteilen, den Rand etwas hochziehen. Möhren und Schinkenspeck gleichmäßig darauf verteilen, zum Schluss die Eiermischung darübergeben.

6. Die Quiche im vorgeheizten Ofen auf der zweiten Schiene von unten in ca. 30 Minuten goldbraun backen. 10 Minuten vor Ende der Backzeit den restlichen Käse über die Quiche streuen.

Ungarischer Gulaschtopf

ZUTATEN: **Für 4 Portionen:** *4 EL Rapsöl, 500 g Gulasch, 2 Möhren, 50 g Speckwürfel, 300 ml Gemüsebrühe, 2 EL Paprikapulver edelsüß, Salz, 1 EL Speisestärke, 150 ml Reismilch (ungesüßt)*

1. 2 EL Öl in einer tiefen Pfanne erhitzen und das Fleisch darin rundum scharf anbraten. Herausnehmen, in einen Teller geben und beiseitestellen.
2. Die Möhren putzen, fein würfeln. In der gleichen Pfanne im restlichen Öl mit dem Speck 5 Minuten anbraten. Das Fleisch wieder dazugeben, die Brühe angießen. Mit Paprika und Salz würzen, bei geschlossenem Deckel ca. 45 Minuten köcheln.
3. Die Stärke mit dem Schneebesen in die Reismilch rühren und zum Fleisch in die Pfanne geben. Kurz aufkochen, bis die Masse sämig wird.

Dazu passt: Kartoffeln oder Reis und frischer Salat.

TIPP: Ab der Testphase können Sie die zweite Möhre durch zwei Schalotten und eine Knoblauchzehe ersetzen.

Frische Rucola-Sauce

ZUTATEN: **Für 4 Portionen:** *50 g Rucola (alternativ die Kräuter der Frankfurter Grünen Sauce: Borretsch, Kerbel, Kresse, Petersilie, Pimpinelle, Sauerampfer, Schnittlauch, oder andere Kräuter), 1 TL Zitronensaft, 1 TL Olivenöl, 200 g Reis-Cuisine, 1 TL Salz, frisch gemahlener schwarzer Pfeffer*

1. Den Rucola waschen, trockenschütteln und die harten Stiele abschneiden. In einem hohen Rührbecher mit dem Zitronensaft, dem Öl und der Reis-Cuisine glatt pürieren, mit Salz und Pfeffer würzen.

Passt zu: Salz- oder Pellkartoffeln und hartgekochten Eiern sowie auch zu natur gebratenem Fisch oder Fleisch.

Kartoffelbrei

ZUTATEN: Für 4 Portionen: *600 g mehligkochende Kartof-feln, 50 ml Reismilch, 50 ml Reis-Cuisine, 1 EL laktosefreie Margarine, Salz, Pfeffer*

1. Die Kartoffeln als Pellkartoffeln in ca. 25 Minuten sehr weich garen. Abgießen, abschrecken und pellen, grob in Stücke schneiden und in einen Rührbecher geben.
2. Die Reismilch, die Reis-Cuisine und die Margarine hinzugeben, mit Salz und Pfeffer würzen und alles fein pürieren. Nochmals mit Salz und Pfeffer abschmecken.

Dazu passt: laktosefreie Würstchen und Salat.

Salat mit Orangen-Vinaigrette

ZUTATEN: Für 4 Portionen: *100 g Feldsalat, 200 g Kirsch-tomaten, 1 kleine Möhre, 1 reife Avocado, 2 hartgekochte Eier, 2 EL geröstete Sesamsamen*

Für die Vinaigrette: 4 EL Olivenöl, 6 EL Weißweinessig, 4 EL Orangensaft, 2 EL Agavendicksaft, Pfeffer, Salz

1. Für die Orangen-Vinaigrette alle Zutaten gut verquir-len, nochmals abschmecken.
2. Den Feldsalat gut waschen, bei Bedarf putzen. Trocken-schleudern und auf einer Platte verteilen. Die Tomaten waschen und halbieren, die Möhre putzen, abbürsten/schälen und raspeln. Die Avocado längs halbieren, den Kern entfernen, das Fruchtfleisch mit einem Löffel aus der Schale heben und in Scheiben schneiden. Alles über den Feldsalat verteilen und gleich mit der Vinaigrette übergießen.
3. Die Eier pellen, in Scheiben schneiden oder vierteln, auf dem Salat anrichten. Mit dem gerösteten Sesam bestreuen.

Lasagne mit Kürbisbolognese

ZUTATEN: **Für 4 Portionen:** *300 g Hokkaidokürbis, 1 EL Rapsöl, 300 g frisches Hackfleisch, 1 Zweig frischer Rosmarin, 1 große Dose (400 g) Tomaten in Stücken, Salz, Pfeffer, 50 g laktosefreie Margarine, 50 g Mehl, 400 ml Reismilch, 250 g Lasagneplatten, 150 g Emmentaler*

1. Für die Bolognesesauce das Kürbisfruchtfleisch fein würfeln. Das Öl in einem Topf erhitzen und den Kürbis darin bei mittlerer Hitze 5 Minuten anbraten. Das Hackfleisch dazugeben, weitere 5 Minuten braten. Den Rosmarin abbrausen, die Blättchen abzupfen und fein hacken. Mit den Tomaten in den Topf geben, mit Salz und Pfeffer würzen, zugedeckt 20 Minuten köcheln.

2. Für die Béchamelsauce 40 g Margarine in einer heißen Pfanne schmelzen, das Mehl mit dem Schneebesen einrühren, unter ständigem Rühren die Milch langsam hinzugeben. Aufkochen, mit Salz und Pfeffer würzen.

3. Den Backofen auf 200 °C (Umluft 180 °C) vorheizen. Eine Auflaufform mit der restlichen Margarine fetten, mit einer Lage Nudeln auslegen. Mit Béchamelsauce bedecken, darauf eine Schicht Bolognese und darauf eine Schicht Nudelplatten geben. Fortfahren, bis alle Zutaten aufgebraucht sind, mit Béchamel abschließen.

4. Den Käse raspeln, über die Lasagne streuen und diese auf der mittleren Schiene 40 Minuten backen.

Pfannkuchen mit Füllung

ZUTATEN: **Für 4 Pfannkuchen:** *250 g Mehl, 1 Prise Salz, 2 Eier, 500 ml Reismilch, 4 EL Rapsöl*

1. Das Mehl mit dem Salz in eine Schüssel geben. Die Eier in die Schüssel aufschlagen, die Reismilch zugeben, mit dem Handrührgerät zu einem flüssigen Teig verrühren.

2. Den Backofen auf 50 °C vorheizen. In einer Pfanne 1 EL Rapsöl erhitzen. Jeweils ein Viertel des Teigs darin bei

mittlerer Hitze 3 Minuten braten. Wenden und auch von der anderen Seite goldbraun braten. Zum Warmhalten auf einem Teller in den Backofen stellen.

ZUTATEN: **Für eine süße Kokos-Zitronen-Füllung:**

2 TL Speisestärke, 300 ml Kokosmilch, Saft und abgeriebene Schale von ½ Bio-Zitrone, 2 EL Ananassaft, 3 Pfirsiche, 1 EL laktosefreie Margarine, 1 EL Zucker, 3 EL geröstete gehackte Mandeln

1. Die Stärke mit 4 TL Wasser glattrühren. Die Kokosmilch mit Zitronensaft und -schale sowie dem Ananassaft in einem Topf kurz aufkochen. Die Stärke hinzugeben, unter Rühren 2 bis 3 Minuten köcheln.
2. Die Pfirsiche waschen, vierteln, vom Kern befreien und in Scheiben schneiden.
3. Die Margarine in einer Pfanne erhitzen und die Pfirsiche darin je 1 Minute auf jeder Seite goldgelb dünsten. Den Zucker darüberstreuen und karamellisieren lassen.
4. Die Pfirsiche auf den Pfannkuchen verteilen, die Creme darübergeben und mit den Mandeln bestreuen.

ZUTATEN: **Für eine herzhafte Mangold-Tomaten-Füllung:** *500 g Mangold, 300 g Kirschtomaten, 1 EL Rapsöl, 1 EL Aceto balsamico bianco, Salz, Pfeffer, 1 TL Speisestärke, 40 g Parmesan*

1. Die Tomaten und den Mangold waschen und putzen. Den Mangold samt Stielen klein schneiden, die Tomaten halbieren. Das Öl in einer Pfanne sanft erhitzen, den Mangold darin bei geschlossenem Deckel etwa 5 Minuten dünsten, bis er zusammenfällt. Die Tomaten hinzugeben, kurz anbraten, mit dem Essig ablöschen. Mit Salz und Pfeffer würzen.
2. Die Stärke mit 1 TL Wasser verrühren. Das Gemüse an den Rand schieben und die Stärke in die Flüssigkeit rühren. Alles 2 Minuten unter Rühren köcheln.
3. Die Füllung anteilig auf die Pfannkuchen geben, jeweils 10 g frischen Parmesan darüberreiben.

Beispiel für ein Ernährungs- und Beschwerdetagebuch

Datum und Uhrzeit	Essen/Trinken/ Aktivitäten	Persönliche Situation/ Gemütszustand Beschwerden
21.10. 08.00	1 Milchbrötchen mit 1 TL Marmelade, 1 Tasse Cappuccino	angespannt, in Eile Bauchgrummeln
12.00	1 Portion Gemüsegratin, Beilagensalat mit Fertigdressing, 1 Becher Schokopudding	keine
14.00		Bauchschmerzen und Blähungen
16.00	eine Handvoll Gummibärchen	Nervös, genervt Schmerzen etwas besser, Bauch immer noch gebläht
18.30	1 Scheibe Vollkornbrot mit Butter und 1 Scheibe Käse, 1 Glas Mineralwasser	erschöpft, müde
22.00 bis 7.00		tief geschlafen, gut erholt

Ihr Ernährungs- und Beschwerden-
tagebuch (Kopiervorlage)

Datum und Uhrzeit	Essen/Trinken/ Aktivitäten	Persönliche Situation/ Gemütszustand Beschwerden

Datum und Uhrzeit	Essen/Trinken/ Aktivitäten	Persönliche Situation/ Gemütszustand Beschwerden

Zum Nachschlagen

Bücher, die weiterhelfen

Elmadfa, I.; Aign, W.; Muskat, E.; Fritzsche, D.: Die große GU Nährwert-Kalorien-Tabelle, GRÄFE UND UNZER VERLAG, München

Elmadfa, I.; Meyer, Dr. A.: Ballaststoffe, GRÄFE UND UNZER VERLAG, München

Fritzsche, D.: Laktoseintoleranz, GRÄFE UND UNZER VERLAG, München

Fritzsche, D.: Nahrungsmittelintoleranzen, GRÄFE UND UNZER VERLAG, München

Hofele, K.: Richtig einkaufen bei Laktose-Intoleranz, Trias, Stuttgart

Maus, S.; Lanzenberger, B.-M.: Gesund essen bei Laktoseintoleranz, GRÄFE UND UNZER VERLAG, München

Schäfer, C.; Schäfer. B.: Gesund essen für Kinder. Kochen und Backen ohne Milch und Ei, GRÄFE UND UNZER VERLAG, München

Schleip, T.: Laktose-Intoleranz. Wenn Milchzucker krank macht, Trias, Stuttgart

Adressen, die weiterhelfen

Deutschland

aid infodienst Ernährung, Landwirtschaft, Verbraucherschutz e.V.
Heilsbachstraße 16
53123 Bonn
www.aid.de

Bundesverband für Gesundheitsinformation und Verbraucherschutz – Info Gesundheit e.V.
Heilsbachstraße 32
53123 Bonn
www.bgv-laktose.de

Deutscher Allergie- und Asthmabund e.V. (DAAB)
Fliethstraße 114
41061 Mönchengladbach
www.daab.de

Deutsche Gesellschaft für Ernährung e.V.
Godesberger Allee 18
53175 Bonn
www.dge.de

Deutsche Gesellschaft für Verdauungs- und Stoffwechselkrankheiten e.V., Geschäftsstelle
Olivaer Platz 7
10707 Berlin
www.dgvs.de

Deutsche Gesellschaft zur
Bekämpfung der Krankheiten
von Magen, Darm und Leber
sowie von Störungen des
Stoffwechsels und der Ernährung (Gastro-Liga) e.V.
Friedrich-List-Straße 13
35398 Gießen
www.gastro-liga.de

Verband der Diätassistenten –
Deutscher Bundesverband e.V.
Postfach 104062
45040 Essen
www.vdd.de

Verband der Oecotrophologen
e.V. (VDOE)
Reuterstraße 161
53113 Bonn
www.vdoe.de

Österreich

Österreichische Gesellschaft für
Ernährung
c/o AGES Bürotrakt
WH Spargelfeldstraße 191
1220 Wien
www.oege.at

Verband der Ernährungswissen-
schafter Österreichs
Erdbergstraße 10/40
1030 Wien
www.veoe.org

Schweiz

Schweizerische Gesellschaft
für Ernährung
Schwarztorstrasse 87
Postfach 8333
3001 Bern
www.sge-ssn.ch

Schweizerischer Verband dipl.
Ernährungsberater/innen
(SVDE)
Postgasse 17
Postfach 686
CH-3000 Bern 8
www.svde-asdd.ch

Internet-Links, die weiterhelfen

www.laktonaut.de
Lebensmitteldatenbank zur
Suche von laktosefreien
Produkten

www.libase.de/wbb/
Portal für Laktoseintoleranz-
Betroffene

www.laktosefrei.de
Infos zur Ernährung und
vielfältige Produkte zum
Bestellen

www.laktobase.at
Umfangreiches Portal zur
Laktoseintoleranz

Sachregister

Rezeptregister

Impressum

Die **GU Homepage** finden Sie im Internet unter **www.gu.de**

© 2012 Gräfe und Unzer Verlag GmbH, München

Alle Rechte vorbehalten. Nachdruck, auch auszugsweise, sowie Verbreitung durch Film, Funk, Fernsehen und Internet, durch fotomechanische Wiedergabe, Tonträger und Datenverarbeitungssysteme jeder Art nur mit schriftlicher Genehmigung des Verlages.

Projektleitung: Annette Hartwig
Herstellung: Markus Plötz
Gestaltung: independent Medien-Design, Horst Moser, München
Satz: Uhl+Massopust, Aalen
Fotos: Cover: Stockfood; U4: Stockfood (li.), Plainpicture (re.)
Druck und Bindung: Auer Buch und MedienGmbH, Donauwörth

ISBN 978-3-8338-2674-0

1. Auflage 2012

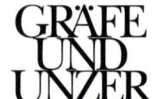

Ein Unternehmen der
GANSKE VERLAGSGRUPPE